医療秘書教育全国協議会　編

新 医療秘書医学シリーズ

1

改訂 医療概論

井上　肇　責任編集

佐藤麻菜・西方元邦　共著

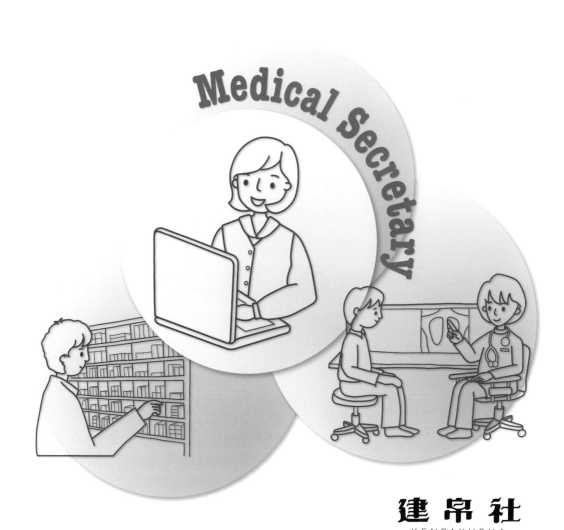

Medical Secretary

建帛社
KENPAKUSHA

新 医療秘書医学シリーズ刊行にあたって

　近年の医療技術の発展は，これまで治療は不可能と考えられてきた多くの患者さんの救命を可能にしました。ところが，絶え間のない新薬の開発，新規医療技術の確立は，高度な専門性を有した人材でないと対応できなくなり，医療スタッフおのおのの職分・職能がどんどん細分化され複雑化してきています。

　一昔前であれば，医療事務に携わる事務系職員はこういった新規技術や新薬が開発されても，粛々と保険請求業務を遂行できていたはずです。しかし，現在その様相は大きく変わろうとしています。新規技術や新薬は驚くほどに高額となり，一方で，増え続ける医療費圧縮のために，その適応や適用は複雑化し，診療報酬の請求もひとつ間違えれば，患者さんを不幸にするばかりでなく病院経営の根幹を揺るがしかねない状況になってきています。

　このような状況のもと，医療事務職員にもある一定の医学的専門知識と，その知識を生かした保険請求能力が要求されるようになっています。チーム医療が叫ばれて久しいですが，従来は医師・看護師・薬剤師などの医療スタッフとは一線を画していたと考えられる事務系職員もチーム医療の一翼を担い，患者さんの幸せと病院の健全経営にかかわる必要があることが認識されてきています。万一欠けることがあれば，病院経営どころか診療すら行えない状況です。専門性に富んだ医療秘書職（事務職）の養成は時代の要請です。

　医療秘書技能検定試験は，このような時代の要請に応えうる技能検定としてすでに25年の歴史を刻み，検定取得は学生の自己評価に役立つだけでなく，雇用側からは，修得した専門技能の判断材料として重用されてきています。

　医学的基礎知識・医療関連知識を扱う領域Ⅱに適応する教科書シリーズは，技能検定の発足とほぼ同時に刊行されていましたが，必ずしも審査基準に沿った内容ではなく，審査基準に準拠した教科書の出版が全国の医療秘書養成校から切望されていました。

　この度，教育現場・医療現場で活躍される先生方によって「新 医療秘書医学シリーズ」として編纂され，構成・内容を新たにした本シリーズは，医療秘書技能検定試験2級審査基準を踏まえた標準的テキスト（教科書）として用いられるように工夫しております。

　本シリーズで学ばれた学生さんが，漏れなく検定試験に合格され，資格を取得して，医療人として社会に貢献できる人材となることを期待して，発刊の言葉と致します。

2012年9月

聖マリアンナ医科大学

井上　肇

改訂にあたって

　2012年に本書を刊行してから約10年の年月が経った。2015年には医療保険制度改革関連法案が成立し，それまで市町村が運営していた国民健康保険が2018年から都道府県に移管された。都道府県はこれまでも医療計画の策定なども担っており，ますます役割が大きくなることとなった。この間，総人口が減っているにもかかわらず，国民医療費は約5兆円増加している。理由はいうまでもなく医療の高度化・専門化および高齢者人口の増加である。もちろん国家は医療費適正化計画の下，さまざまな政策を実施してきた。だが，どれもが "焼け石に水" であり，根本的な解決にはなっていないが，それまでに比べれば医療費の伸びが鈍化しているともいえる。

　しかし，2020年初頭から世界中で大流行している新型コロナウイルス感染症（COVID-19）は医療業界を一変させたといえるだろう。2022年8月現在ですでに国民の10人に1人以上が感染しているが，日本は戦中・戦後の肺結核の流行以来，パンデミックを起こすような感染症を経験しておらず，感染症病床不足が露呈することとなった。あちこちでクラスター（集団感染）を引き起こし，医療関係者にも感染者が多く出て，感染者は出勤できないため，各地で医療従事者が不足するという事態が起きている。

　このCOVID-19対策として，国は専門病床の整備，医療費の公費負担，ワクチンの輸入等にまさに湯水のように公的資金を投入している。ただでさえ国債頼りの借金運営をしている日本である。この後に "大増税時代" がやってくることは火を見るより明らかであろう。

　COVID-19の流行による医療業界の大変さは医師・看護師を中心にメディアでクローズアップされているが，医療秘書・医療事務も業務量が増している。公費負担を有する治療費・検査料等の請求業務，ワクチン接種をそれぞれの自治体に補助金請求をする等，流行すればするほど業務量が増すこととなる。

　この10年の経過により，チーム医療の一員として医療秘書・医療事務の重要性は更に増してきている。本書を入門書として専門職としての知識を深めていただけたら幸いである。

2022年8月

著者を代表して　西 方 元 邦

はじめに

　医療は人類の発生から存在しており，その後の長い歴史とともに発達してきている。現在は診療科も細分化され，病院の臨床医はそのほとんどが専門医であるといっても過言ではない。

　長らく人類の歴史は感染症との闘いであった。"ペスト"の大流行は 15 世紀にイギリスの人口を半分にし，19 世紀には"コレラ"で人類は滅亡するのではといわれていたほどである。感染症との闘いはもちろん現在でも終わってはいないが，一方では公衆衛生が向上し，食物の調達に困らない先進国の現代人は生活習慣病に悩まされている。

　このような疾病構造の変化や国民の意識，患者のニーズにより，医療体系も時代とともに変化することはいうまでもない。医療イコール治療（病を治すこと）のみであった時代は過ぎ，疾病の予防，治療そして社会復帰までもが医療の範疇に入るのが現代医療である。また，患者ニーズの多様化は情報通信網による情報過多時代と無関係ではなく，ニーズを満たせない医療機関は淘汰されていく，まことに難しい時代となっている。

　これまでの医療は医師を中心とし，医療関係者（コメディカル）がその指示のもとに医療行為を行うというシステムで行われている。しかし近年は，医療サービスの質的向上・専門的分野の高度化などによって，医師と医療関係者だけでは完結できないことも多い。言うまでもなく医療の中心にいるのは患者である。医療従事者はすべてが"患者をどう支えるか"という熱い思いの裏づけがなければならない。

　そのような現状のなかで，チーム医療の一員として医療事務・医療秘書の役割が見直されるようになっている。事務員であっても医師をはじめとする専門職の人々と"医療会話"を成立させるには最低限の医学・医療の知識が欠かせない。そのような人材を必要とする医療機関は多く，医療の本質をきちんと理解した医療事務・医療秘書の役割は今後さらに拡大していくと考えられる。

　本書は医学と医療の歴史，病気の定義と分類，プライマリケアからターミナルケアなどの学習ができ，医療事務・医療秘書が最低限の医学知識を身につけることができるよう構成されている。また，医療にかかわる法律や医療保障制度，保険診療や自由診療，そして現代医療の課題まで網羅しており，医療事務・医療秘書をめざす方々の入門書の役割を果たすことのできる本となっている。

　本書が教科書としてのみならず，医療関係者すべてに必須となるべき書となることを切に願う。

　2012 年 10 月

著者を代表して　西 方 元 邦

目　　　次

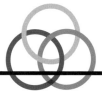

医　療　編

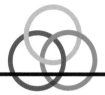

医療制度編—日本の医療制度の現状と課題—

| Chapter 5 | 医療保障制度 | 83 |

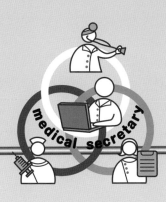

医療編

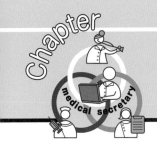

1 医学と医療

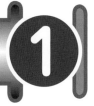

医学と医療の歴史

　人類が地球に誕生してからの歴史は古く，一説には霊長類の出現は約 6,500 万年前，最古の類人猿と思われる化石は約 2,500 万年前の地層から発見されており，ホモ・サピエンス（現在のヒト）は約 20 万〜 19 万年前に出現したといわれている。

　長い進化の道のりを経てきたわれわれ人類も，限りある生命をもった地球上の生物の 1 種類である。

　人類にとって死は自然の摂理であり，老いと病もまた，生物の生命には必ずついてまわる。老いや病，死があることにより医療行為が生まれ，医学がある。

　人類の歴史，文明の歴史とともに医学の歴史を簡単に振り返ってみよう。今私たちが恩恵を受けている医療はどのように始まり，医学はどのように発展してきたのか，貢献した人々はどういう道をたどってきたのかを知ることは医療を学ぶうえでの基本である。

1 文明以前の医療

　人類に文明が発祥し，言葉や文字が用いられる以前から医療行為は行われていたと考えられる。たとえば，けがをしたときに傷口に何らかの処置をして痛みがやわらいだ，また病気のときに偶然口にした食物のおかげで苦しみが癒えた，というような原因とその結果が，親から子に代々受け継がれていった。それはまた，信仰や迷信と結びついていったように思われる。

2 古代の医学

（1）メソポタミアとエジプトの医学

　メソポタミア文明，エジプト文明などのいわゆる四大文明の遺跡などから，いくつかの医療にかかわる資料が見つかっている。メソポタミアでは最古の薬の処方が書かれた粘土板，エジプトではパピルス（紙の元祖）に書かれた治療法などが発見されている。これらにみられる古代の医術の多くは，呪術や宗教と絡み，まじないや祈祷などの神格

的要素の濃いものもみられ，医学の研究にまでは至らなかったようであるが，薬草など
の薬剤や人体に関しての知識は徐々に蓄積されていった。

（2）ギリシャとローマの医学

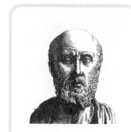

ヒポクラテス

　古代ギリシャに生まれたヒポクラテス（BC460 ころ〜
375 ころ）は，西洋医学の基礎を築いたとされ，医学の祖
とよばれている。

　ギリシャでは，医学が誕生し，医学校ができた。医学者
であり，科学者であったヒポクラテスは，それまでの迷信
や宗教に基づく医学を退け，合理的な西洋医学の基盤を打
ち立てた。医師の職業倫理について書かれた『ヒポクラテ
スの誓い』は，長く世界中で医師教育の手本とされている。
そのなかには，「報酬だけを目的に医療を施さず，生命を尊重し，患者のための医業を
行うべし」「医療行為に伴って知りえた患者の情報は絶対にもらしてはならない」など，
今日に十分通用する，医療従事者すべてにとっての普遍的な心得が書かれている。

　ヒポクラテス以後，ローマ時代になって，動物実験などにより解剖学に精通し，炎症
の4大徴候を唱えたガレヌス（130 ころ〜 201 ころ）が，医療体系をつくり上げた（図
1 − 1）。ローマ時代に特徴的なのは，上下水道の整備や公衆浴場の建設など，庶民の健
康維持を国家的に考え，取り組んだ公衆衛生が広まったことである。

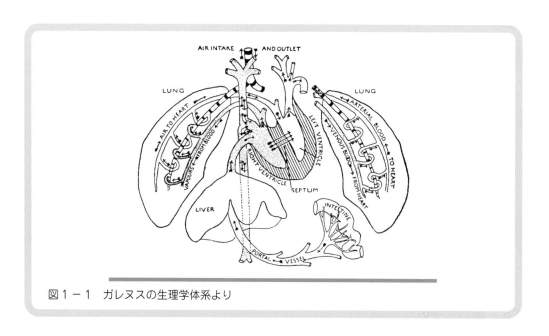

図1−1　ガレヌスの生理学体系より

（3）中国の医学

　中国における医学でまず思い浮かぶのは「漢方」であるが，いわゆる漢方は中国の生薬を用いた処方として漢時代より統一理論化された。また，「鍼灸」という中国独自の治療法も原点は紀元前といわれ，漢の時代の書物が残されている。近世の西欧医学の発展に対し，目立たない存在であった中国医学であるが，漢方も鍼灸も現代になって見直され，特に日本では近年に関心を集め，いまや幅広く医療の世界に浸透している。

（4）インドの医学

　古代インドでは，「アーユルヴェーダ」という，起源は定かではないが，5,000 年ともいわれる歴史をもつ宗教（ヒンズー教），哲学より発生した聖典が有名である。

　医学は「アーユルヴェーダ」の一部であり，健康とはバランスであるから，個人個人の心とからだの状態をもとに診断が行われる。これは予防医学の要素が大きく，私たちにも馴染み深い「ヨガ」はここから生まれた。

（5）古代日本の医学

　古代日本には医学という体系はなく，宗教的占いや民間療法が多く行われていた。日本最初の統一政権である大和朝廷が成立し，徐々に朝鮮半島や中国大陸から医学が伝えられ，日本に影響がもたらされた。

3 中世の医学

（1）修道院医学と病院の起源

　中世とは，4 世紀末のゲルマン民族の移動からルネサンスの始まりまでをさし，この時代，医学はキリスト教と結びつき，修道院医学として僧侶が独占していた。僧侶たちは富裕層からの寄付による慈善事業として，収容施設を設け，病人の看護を行ったり，ハンセン病患者の収容などをしていた。これが病院の起源といわれる。

（2）疫病の流行

　医学の暗黒時代ともいわれるこの時期にペストなどの感染症がたびたび大流行し，ペストは皮下出血により皮膚が黒ずむことから黒死病ともいわれ恐れられた。有効な治療法がなかったため，死亡率が非常に高く，ヨーロッパの人口が激減したともいわれている。

（3）医科大学の設立と外科

　中世後期になると，イタリアのサレルノに医学校がつくられた。ヨーロッパの各地に医科大学が設立され，人体解剖も行われ，医療の専門分化が進んでいった。

一方，外科の分野では，理容師は仕事上刃物を使うため，床屋が瀉血（悪い血を体外に出す治療法）などの外科治療を行っており，床屋外科組合が結成された。現代でも理髪店の印として，世界的に用いられている赤，白，青の線状のまわる柱はこの時代の名残である。赤は動脈，青は静脈，白は包帯を表している。

4　近代の医学

（1）ルネサンス

　ルネサンスは，主にイタリアを中心に14～15世紀に起こった大きな文化運動であり，各国に多大な影響を及ぼした。文化，芸術に始まったこの運動は，哲学，科学にまで広がった。ルネサンスの代表的人物として，絵画『モナ・リザ』で有名なレオナルド・ダ・ヴィンチ（1452～1519）がいる。ダ・ヴィンチは，絵画のみならず，建築，科学技術と広い分野に足跡を残している。また人体解剖にも興味を抱き，きわめて詳細に描き込んだ解剖図を多数作成している。

（2）顕微鏡の発明

　16～17世紀にかけて顕微鏡（図1−2）が発明されると，細胞の発見などにより，身体の微細構造が次々に明らかになっていった。微生物学や組織学の発展がみられ，近代医学への布石となっていく。

（3）ナイチンゲール

　近世の終わり，看護師の開拓者といわれるフローレンス・ナイチンゲール（1820～1910）は，イギリスの従軍看護婦としてクリミア戦争（1853～1856）に赴き，戦場で

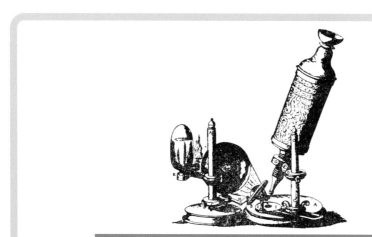

図1−2　R.フック（英，1635～1703）の顕微鏡

初めて組織的に看護を統率し，敵味方を問わず負傷者の看護に献身的に尽くした。ナイチンゲールは終戦後，ナイチンゲール看護婦訓練学校など多くの施設を開設し，また『看護覚え書』（1859）を出版した。

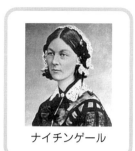
ナイチンゲール

看護学の祖といわれた彼女の存在によって，1863年，ジャン・アンリ・デュナン（1828～1910）のよびかけによる国際組織「赤十字」が発足された。

（4）近代以前からの日本の医学

日本の医学は中国の影響を受けて発展した。奈良時代，仏教が盛んになり，遣唐使により中国医学が導入され，高僧・名医が渡来した。このころ光明皇后が日本初の慈善救済施設「悲田院」「施薬院」を設立し，庶民の医療に用いた。

鎌倉・室町時代は戦乱の続く武士の時代で，この時代はまだ僧侶が医師を兼ねていた。

16世紀，種子島の鉄砲伝来に始まる西洋文化の流入で，西洋医学も伝わったが，キリスト教の布教活動を禁止した鎖国令により，いったん開かれた西洋医学への道は閉ざされた。しかし，17世紀半ばから長崎の「出島」に置かれたポルトガル，オランダの居留地を通じてわずかな交易が続いていった。

江戸時代中期には杉田玄白（1733～1817）らによってオランダの解剖学の翻訳書『解体新書』（1774，図1-3）が発行された。また外科医である華岡青洲（1760～1835）は世界で初めての麻酔薬を用いた手術を成功させている。

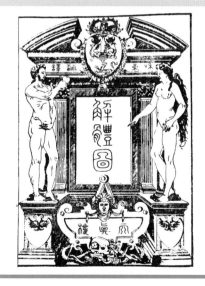

図1-3　解体新書

1823 年，ドイツ人医師のシーボルト（1796 ～ 1866）が来日し長崎の郊外に鳴滝塾を開き，蘭学や西洋医学を教えた。またオランダ人のポンペ（1829 ～ 1908）は，幕府の招 聘講師として，日本で初めて西洋医学の系統的講義を行った。このように明治維新以前にも西洋医学が日本に入ってきていたのである。

5 近代から現代の医学

　化学や技術の著しい発展によって，医学は 19 世紀以降大きく変化していった。

　まず，ドイツの細菌学者コッホ（1843 ～ 1910）により結核菌やコレラ菌が発見され，感染症と細菌の関係が明らかになり，病原微生物との闘いが始まった。1929 年にイギリスの微生物学者フレミング（1881 ～ 1955）がペニシリンの抗菌作用を発見するなどにより有益な治療法が次々と実用化されていった。また，18 世紀後半より続々と診断機器の開発が進んでいった。X 線，心電図，脳波検査機器などさまざまな医療機器ができて医療の飛躍的進歩につながっていく。

（1）外科学の進歩と病院の発達

　麻酔法および血液型の発見によって安全な輸血が行われるようになり，外科手術の技術は著しい発展を遂げた。たとえば胃切除などが苦痛なく行われるようになると，自宅で医師の治療を受けていた富裕層が病院を利用するようになり，それまでの「病院は貧しい庶民の収容施設」というイメージは払拭された。

　そして大病院が欧米各地に建設されていき，今日に至っている。

（2）微生物学の発展と感染症

　細菌や微生物の発見は感染症の治療の始まりの一歩となる。コッホが細菌学の基礎を築いた後，多くの細菌と感染症が発見され，1929 年には，フレミングによりアオカビがブドウ球菌の繁殖を抑えることが発見され，それによりペニシリンの精製製造が成功した。抗生物質の投与は感染症治療に画期的な成果をあげた。その後数々の抗生物質の発見・改良が進んでいるが，病原菌も進化をとげており，感染症との闘いは続いている。

（3）医療機器の発達

　光学機器の発達は，顕微鏡による微生物学や病理学の進歩から，直接診療や治療に使われる医療機器の発明に至るまで幅広い。レントゲンといわれる X 線の発見は有名で，X 線を発見したレントゲン（1845 ～ 1923）は第 1 回ノーベル賞受賞者である。

　その後，1891 年にベクレルによりウラニウムが，1898 年にはキュリー夫妻によりラジウムが発見され，これらの発見は放射線治療学，超音波学，放射線診断学などを大きく発展させた。それらの進歩とともに X 線は診断装置としてめざましい進化をとげ，

1984 年コンピュータによる画像断層撮影（CT）がつ
くられた。また MRI といわれる磁気共鳴画像診断法
によって放射線による被曝なしに診断可能となり，画
像診断は画期的に進歩した。

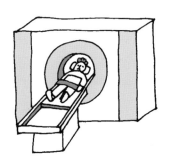

　また特筆すべきは，特に日本で発展した内視鏡，ファ
イバースコープである。内部を撮影するだけではなく，
病巣組織を採取する内視鏡下生検ができることから，
がんの早期診断に果たす役割は大きい。

　近年，応用電子工学が発達してきたが，コンピュータの医学活用は，検査の自動化や
情報の電子処理，医学情報の普及化に向かってこれからますます，その幅を広げ進んで
いくと思われる。

（4）予防医学の誕生

　18 世紀にイギリスの医師ジェンナー（1749 ～ 1823）が天然痘のワクチンを開発し，予
防接種が広く行われるようになった。細菌学や微生物学の発達により感染症の病原菌が
発見され，感染症予防のための公衆衛生学が広まった。もともと予防医学は東洋医学や
インド医学の考え方であるが，西洋医学でも公衆衛生学の一分野として確立されていく。

（5）精 神 医 学

　身体だけではなく，精神疾患にも医療に大きな変化があった。精神疾患は「悪魔つき」
などとよばれ迫害されていた時代もあったが，鎖に繋がれた閉鎖病棟を開放して，大規
模な精神疾患の病院で人道的な心理神経療法などを初めて行ったのは，フランスのフィ
リップ・ミネル（1746 ～ 1826）である。その後，ヒステリー（神経症）の催眠療法か
ら数多くの臨床をもとにした，フロイト（1856 ～ 1939）の「精神分析学」が生まれる。
また，弟子（後に決別）のユング（1875 ～ 1961）が『分析心理学』を著した。ユング
の箱庭療法は日本でもよく取り入れられている。

6 現代医学の課題

　20 世紀以降，医学はめざましい進歩をとげた。近代文明によるテクノロジーの急速
な発展に伴い，化学・物理学・生物学・工学の種々の分野にわたり，発見，発明がなさ
れた結果，病気の原因は続々と解明され，それらの病気の治療法や新薬も開発された。
　しかし，感染症との闘いはいまだ苦戦を強いられている。その理由に，抗菌物質の濫
用により細菌が耐性をもつようになったこと，交通機関の発達により多数の人が新種の
ウイルスに接する機会が多くなってしまったこと，そして，近代文明の都市に住む人々
の環境，食生活の変化により免疫力を低下させてしまったことなどがある。

臓器移植の問題は，脳死判定と相まって倫理的問題としての難しさもあるが，日本ででも臓器移植法〔臓器の移植に関する法律，1997（平成 9）年 7 月 16 日法律第 104 号。最終改正：2009（平成 21）年 7 月 17 日法律第 83 号〕が成立している。日本では，臓器移植を希望している人がおよそ 1 万 4,000 人いるが，そのうち 2％ほどしか移植できていない。臓器移植法が成立してから二十余年。2009 年の法改正によって，生前に本人の同意がなくても家族の承諾があれば提供できるようになってから 10 年以上経っているにもかかわらず，ドナーの数は諸外国と比べて驚くほど少ない。病床で臓器移植を待っている幼少の患者も多数存在するのが現状である。

　人工授精と生殖医療はいまだ議論の的であるが，生殖医療のシンボルともいえるクローン羊のドリーは無事自然出産を果たし，生体細胞をもとに人工的につくられた哺乳類の誕生として人間はついに神の領域に踏み込んでしまったかと危惧もされている。

　また日本では，高齢化による医療費の増大という厚生行財政の大きな課題を抱えている。世界でも類を見ないほど急速に進んだ超高齢社会で，遅ればせながら介護保険の導入や定期検診を義務化し，病気にかかる前に健康管理をする予防医学に力を入れている。その結果，健康志向が高まり，健康食品は売れ，エクササイズ・ジムなどの運動施設も盛況で，日常の話題も健康のことなどが多くなってきた。まさに世界保健機関（WHO）が定義するセルフメディケーション＊のように，日本国民も日ごろから自分の健康を自分で考え管理していく時代になってきた。まずは自分の健康に関心をもつことから始まり，次にセルフチェックを行うこと，具体的には体重や血圧は食事，運動などで自己管理する。また軽度の不調は一般用医薬品も活用して自ら治療する。それには看護師や薬剤師のサポートも必要になるが，あくまで主役は自分であり，自身で生活習慣病や慢性疾患の予防に取り組むための積極的なサポート体制がこれからより重要になってくるであろう。今は先進国中心ではあるが，これはまさに世界的な流れといえるのである。

　　　＊セルフメディケーション：自分自身の健康に責任をもち，軽度な身体の不調
　　　（minor ailments）は自分で手当てすること（WHO，2000）。

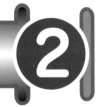
医学と医療の違い ②

1 医学とは

（1）医学の定義
　医学とは，簡単にいうと，生体または傷病について研究を行う学問・科学のことである。医学の目的は，心身の病気を治し健康を増進させることにあるが，そのため医学の範囲は膨大で，生命の発生・誕生をはじめとする身体の仕組み，さまざまな病気の原因

とその診断や治療だけでなく，疾病予防法または精神的健康を維持するために集団や個人生活の環境を考えることまで含まれ，社会科学や人文科学（社会学や経済学，経営学や哲学）にも隣接領域をもつ，広く深い範囲の学問であるといえる。

（2）医学の分類

　医学と一口にいっても大変に幅広く，医学の分類法は数多くあるが，一例を表1－1に示す。なかにはまず自然科学としての基礎医学や応用医学などがある。

　ほかにも社会科学としての医学，生命倫理としての医学，医学教育としての医学もある。このように広がる医学の分野であるが，医学は学問でありながら実際の医業と常に

表1－1　医学の領域と分類の例

基礎医学	人の体の構造と機能，病気の原因や病気による心身の変化，細菌や感染について研究し，明らかにする。		解剖学	人の体の構造を研究する。体の仕組みと細部の構造を明らかにする。
			組織学	
			発生学	受精卵からどのようにして人の形に成長していくのかを研究する。
			生理学	物理的・化学的な技法を用いて身体の機能を研究する。
			生化学	
			病理学	病気になった状態を調べ，病気について研究する。 ＊病理解剖：死後，その死因を明らかにするために解剖して調べること。
			薬理学	薬物・毒物が体に及ぼす影響を研究する。
			細菌学	細菌・ウイルスなどを研究する。
			微生物学	
			免疫学	細菌や微生物に対する生体の反応を研究する。
応用医学 （臨床医学）	診断や治療を行う。	解剖学的な分類		胸部外科，脳神経外科，整形外科　など。
		臓器別の分類		循環器科，消化器科，呼吸器科，内分泌科，血液科，神経科，婦人科，泌尿器科，耳鼻咽喉科，皮膚科，眼科　など。
		ライフステージによる分類		産科，小児科，老人科　など。
		手法による分類		内科，外科，形成外科，リハビリテーション科，麻酔科，放射線科，救急科　など。
		疾病による分類		リウマチ科，精神科，スポーツ医科　など。
社会医学	社会的な環境と健康について研究し，明らかにする。	公衆衛生学 衛生学 疫　学		個人や集団の健康の保持・増進について研究する。
		法医学		犯罪の捜査にかかわる。 ＊死因に疑問があり，死亡診断書が書けない場合などには司法解剖が行われる。

切り離せないものである。人間の生命に直接かかわる医学は，われわれの生活のなかで最も身近で切実なものであるとともに，生命と死を考える深く果てのない永遠の研究学問といえる。

② 医療とは

（1）医療の定義

医学に対し，医療とは医療行為，つまり医学的実践をさしている。医療は医師の治療が原点ではあるが，広く治療にかかわるすべての事象が医療だといっても過言ではない。医療を規定する法律として医療法があり，療養担当規則がある。医療を提供する医療機関は医療法で細かく定められている。

現代の医療においては「チーム医療」の重要性が叫ばれ，たとえば医療機関では，コメディカル（専門職）が医師とともに医療に携わっている。そして，これらの専門職のほかにも医療事務職員も医療チームの一員として医療に深くかかわってくるのである。

多くの場合，病院などの医療機関内で患者は治療を受ける。医学が傷病を治療，あるいは予防するためのものだとすれば，医療はその医学にかかわる施設や人間に対する法律，技術，倫理のすべてだといえる。

治療を受けるための環境はもちろんのこと，社会復帰までを一体として考えなければ本当の医療とはいえない。また，疾病の予防や治療だけに止まらず，患者の心身の健康を日常的に維持するためにも医療の役割は大きい。

（2）医療者の倫理

1）医　　道

医療を考えるうえで医道を問題にせざるをえない。医道とは，医療に携わる者のあり方，立場の自覚，心構えといったもので，同じような意味合いで日本では古くから，「医は仁術」といわれてきた。医業をなりわいとする場合，患者のために単に技術を提供するのみに止まらず，患者の人格を尊重し，良心的に患者の治療のために医療を行わなければならない。古代ギリシャの医師ヒポクラテスの言葉が有名であるが（p.4 参照），患者に対しては生命に対して向かい合う姿勢をもって常に己を戒めながら真摯に接すること，それが医師のみではなく，医療に携わるすべての技術者や事務職も含めた医療人のあるべき姿である，ということが基本になっている。

2）インフォームドコンセントとセカンドオピニオン

人は病に侵されると不安や絶望に陥る。特に重篤な病を宣告されるとそれまでの自分の人生を否定されたように感じ，何かにすがりたくなるものである。

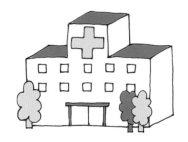

そこで，ともすれば，患者＝弱い立場，医療を施すもの＝強い立場の図式ができがちである。古くは医者が強い権威をもち，その意見は医療機関のなかでも，そして患者に対しても絶対的であった。

　しかし，現在の医療ではインフォームドコンセント（informed consent：IC）といわれる医師から患者への説明，そして納得してもらった後に治療に対する患者の同意が必要とされている。まず，病気とそれに対しての十分な説明を，患者が理解できるようにていねいに行い，治療や手術などの同意書を得ることが定着している。これは患者の年齢や判断力により難しい場合もあり，不治の病の告知の場合にはどうするのかなどの問題点もあるが，患者の人格を尊重し，患者の尊厳を守って病気の治療を行っていく。これは患者の自立を手助けしていくというアメリカで生まれた概念に基づいている。

　また，セカンドオピニオン（second opinion）という，現在受診している医師や医療機関以外の医師の診断を受けられる制度もすでに診療報酬に取り入れられている。これは，特に手術などの重要な治療の選択に際して，主治医とは別の医師にも意見を聞いて参考にすることであり，患者にとってはもちろん，医師にとっても有意義なことである。患者と医師の双方が納得して診療が行われることが最善だといえる。このように現在は，情報開示の義務や説明責任が医療従事者に求められており，それは「患者中心の医療を行う」ことが医療機関と医療従事者の目的であるという考え方に基づいている。

　しかし，患者中心の医療というこの理想型には，自己決定という患者の責務，つまり自己責任も生じることを忘れてはならない。権利のあるところには必ず責任も生まれる。悪性の病気であっても患者はそれを受け止める自立心が要求され，そのうえで医師や医療チームの説明を受け，話し合い，同意した治療計画に自ら進んで参加し，専心してこれを守っていくことが求められる。患者自身が医療従事者と協力して，治療効果をあげていくことが大切なのである。

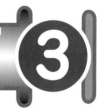

医療秘書が把握すべきもの ③

1 医療機関のなかでの医療秘書

　医療秘書とは欧米では古くからあった職業であるが，日本では最近になってようやく医療機関で医療秘書に対する認識が得られつつあるといえる。狭義の意味ではいわゆる院長秘書，医局秘書のような秘書業務が中心であるが，広義の意味では医療機関の事務部門の職員をさし，その仕事内容は多様である。

　医療機関における広義の意味での医療秘書は，チーム医療の一員として医療に携わり，医師やコメディカルの間で，専門職が働きやすいように，またコミュニケーションが取

れるように潤滑油としての立場を要求される。

　それだけではなく，今日の医療および医療機関を考えると，医学の進歩，医療の発展，そして超高齢社会を迎えた日本の現状において，リハビリテーションや在宅医療，予防医療や地域連携を視野に入れつつ医療機関は新しい形態を模索している。その流れのなかで，医師やコメディカルの補佐役としてだけではなく，病院経営管理のプロとしての医療秘書も求められてきている。

２ チーム医療とは

　医療機関は医師を中心としてさまざまなコメディカルが働いている（図１－４）。その多数のスタッフが互いに専門的立場から，患者の問題解決のために協力し合って治療に当たることをチーム医療という。チーム医療のメンバーは互いの専門知識や技術を持ち寄って，患者のためにあらゆる角度から全人的に治療に当たるのが望ましい（図１－５）。そのため，チームのメンバーは対等な立場で発言し，議論を重ねていくことが必要である。常にミーティングを重ね，意見の交換を行いながら，患者にとっての最高の治療および最善の療養環境を目標に心を一つにして協力していくことが，チーム医療のあるべき姿である。

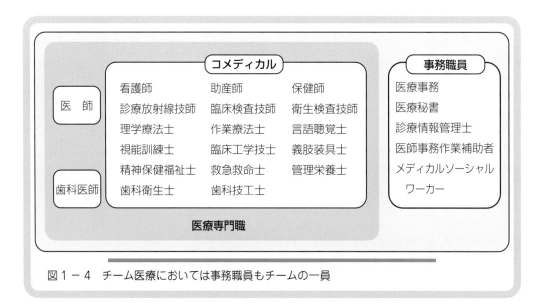

図１－４　チーム医療においては事務職員もチームの一員

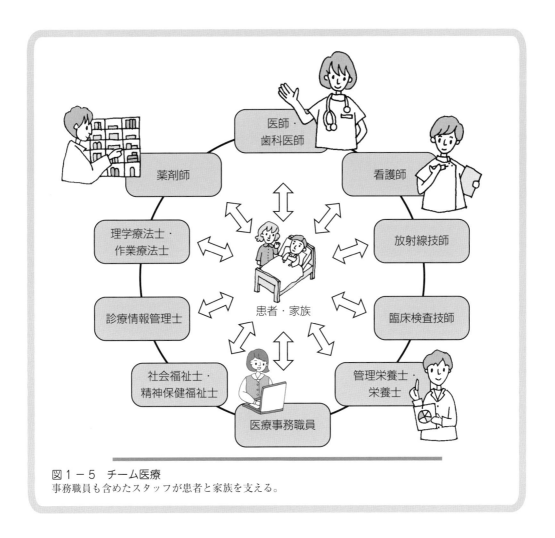

図1−5 チーム医療
事務職員も含めたスタッフが患者と家族を支える。

3 コミュニケーション力

　前述したチーム医療に限らず職場の人間関係は重要である。仕事場で一番難しい問題は人間関係といえるかもしれない。どのような場合であっても人間関係を円滑にするには高いコミュニケーション能力が必要である。職場では感情的にならず，冷静に話し合い，ゆっくりと信頼関係を築いていきたいものである。

　医療秘書の資質として，また日常業務のなかで最も重要とされるのがコミュニケーション能力である。職員同士の友好な信頼関係は医療機関の財産となるはずである。コミュニケーション能力を磨いていくのは一朝一夕にはならず，やはり個々の努力の積み重ねだが，「笑顔」と「感謝の心」，「他者への思いやり」が基本だと思われる。

4 医療秘書の業務

　広義および狭義の医療秘書の業務には図1-6のようなものがある。

　図1-6のように医療機関における事務職の仕事内容は実に多様である。そのような業務を行ううえで，医療秘書としてはどのようなことを学ぶ必要があるのか，一例として一般社団法人　医療秘書教育全国協議会の医療秘書技能検定の審査基準を以下に挙げる。

　検定試験の内容は3つの領域に分かれており，領域Ⅰは医療秘書実務と医療機関の組織・運営，医療関連法規，領域Ⅱは医学的基礎知識，医療関連知識，領域Ⅲは医療事務となっている。この検定試験は領域Ⅰ～Ⅲすべてについて，それぞれの合格基準を満たす必要がある。まず，保険医療機関への基本的理解があり，次に法規であるが，これは医療法や健康保険法だけではなく，公衆衛生，福祉，介護保険との関連も重要である。また，医療機関では日常的に専門用語が飛び交っているため，医療用語を覚え，ある程度の身体の仕組み，病気の種類，治療方法といった医学的知識を身につける必要がある。医療事務とは診療報酬請求事務であり，診療録から正確なレセプト（診療報酬明細書）が速やかに作成できるかということになる。どの領域も医療秘書にとっては必要不可欠な基礎知識である。

　仕事の場が医療機関であるという特殊性が，このような専門知識を必要とするわけである。

5 医師事務作業補助者

　診療報酬の項目のなかに「医師事務作業補助者」という名前が記載されたのは，2008（平成20）年の診療報酬改定からである。医師の業務の煩雑さを助けるため，書類作成や電子カルテの入力の仕事を医師に代わって行うことを目的に厚生労働省が診療報酬点数に導入した。

　医師が医療行為に専念できるよう，医師の指示のもとに診断書や紹介状を作成したり，また電子カルテを入力するとともに検査データや診療記録を整理し，管理する仕事である（表1-2）。特に大規模な病院では勤務医の負担軽減のために導入を積極的に行っている。メディカルアシスタント，ドクターズクラーク，医療秘書など病院によっていろいろな名称でよばれており，現在では「診療支援課」等という名称で独立した部門となっている病院も多く，事務職員としての重要性は増す一方である。

広義の医療秘書		狭義の医療秘書
患者の診療に直接かかわる業務	医療機関の管理や経営にかかわる業務	
診療の受付	医療機関内の一般事務	管理者・医師のスケジュール作成・確認
診療の準備	医療機器・薬品・事務用品の在庫整理・管理	各種委員会・会議の準備・設定
患者の案内	外来診療録および入院診療録の整理・保管・管理	診療・研究に必要な文献資料の収集・整理
問診カードの作成・整備	郵便物の整理・管理	各種挨拶状・社交文書の作成
診療の予約	各部署における情報伝達	研究・実験の補助
電話応対	診療器具の整備管理補助	
来客の応対・接待	診療報酬明細書の点検	
医事コンピュータの入力・集計	診療報酬点数算定請求事務	
窓口会計事務	管理資料の統計・分析	
診療記録補助	各種文書（診断書，証明書，紹介状）の作成	
報告書類や申請書類の作成		

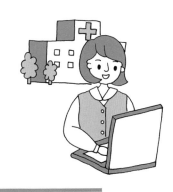

図1-6　医療秘書の業務

表1-2 医師事務作業補助者の業務類型

	診療事務業務	文書管理業務	秘書業務
熟練した医師事務作業補助者	①病棟において，医師の指示を受けて診療録・処方箋の記載代行および医療情報システムの代行入力ができる。 ②医師の指示を受けて，診療に用いる物品を準備できる。 ③定型的な医療文書の内容について，医師の指示を受けて患者に説明できる。	①医師の指示を受けて，診療録をもとに診療情報提供書・主治医意見書などのうち医師所見以外の事項の記載代行ができる。 ②医師の指示を受けて，診療記録などをもとに退院要約の下書きを行うことができる。 ③医師の指示を受けて，医療文書をもとに定型的な集計作業ができる。	①医師の指示を受けて，会議・学術発表などに使用する資料作成を行うことができる。 ②医師の指示を受けて，医局運営に関する庶務を行うことができる。
一般的な医師事務作業補助者	①外来診療室において，医師の指示を受けて診療録・処方箋の記載代行および医療情報システムの代行入力ができる。 ②医師の指示を受けて，診療録をもとに診断書・主治医意見書などのうち定型的事項の記載代行ができる。		

出典）平成21年度政策医療振興財団助成「医師事務作業補助体制の推進を目的とした病院情報システムの標準的運用マニュアル」

6 医療秘書の将来

　医療秘書の専門性を確かなものにするためにはどのようなことが必要だろうか。まず，医療秘書自身がさらに自己啓発し，その専門性を職場において発揮するよう努力しなければならない。より高度な医学知識と語学力，日夜進歩するOA機器の操作，たびたび改定される保険制度を熟知し，検査や薬理疾患の知識をつける。さらに患者の心理を理解して臨機応変に対応するコミュニケーション能力を身につける必要がある。

　そのためにも，より多くの再教育の場が用意され，仕事の後でも簡単に勉強する機会がつくられることが望ましいが，これには本人の意欲だけでなく職場の理解と時間的な余裕も必要であろう。進歩し変化する医学・医療知識に対応し，OA機器の操作など最新の技術を習得すれば，それだけ医療秘書としての能力向上につながり，業務の合理化にもなる。

　何より，病院管理者および医師の医療秘書に対する理解を深めてもらうことが大切である。医療秘書の役割を組織のなかにきちんと位置づけし，指示系統を明確にしていかなくては，その存在があやふやになってしまう危険性がある。ようやく近年，医療秘書を企画管理部に位置づけ，職務記述書の作成など，医師事務作業補助者とする病院が増えているが，一方では人手不足の事務部門や看護部門に便宜的に使われている場合も少

なくない。

　日本の医療秘書の将来を考えると，その職域がさらに広がると考えられる。超高齢社会の到来で，医療関連施設や病院は新しい形で病院を経営しようとしている。また多くの医療機関は財政難などから経営管理の見直しが迫られている。医師や診療補助部門の技術者群を，いかに効率よく活用するか，いかに事務処理をスピードアップし合理化するかが検討されてきている。また具体的な課題として，患者を待たせない，医師とゆっくり話ができるといった基本的な患者へのサービスの改善が必要とされており，そのため，医療秘書の活用が各病院に定着し，また需要も増えてきている。そこには医療や医学の知識があり，高いコミュニケーション能力を備え，事務処理に堪能な人材である医療秘書が必ず必要になってくる。

　この傾向はますます増え，医療秘書の活躍の場がアメリカのように広範囲になることは間違いないし，またそれは，日本の医療の発展に繋がって行くことになるであろう。

参 考 文 献

- 折津政江・桂 戴作：改訂医療概論（第1～3章）．建帛社，2002
- 日野原重明：医療概論．医学書院，2011
- 後藤由夫：医学概論—医学と医療 総括と展望（改訂・改題）．文光堂，2004
- 千代豪昭・黒田研二：学生のための医療概論．医学書院，2010
- 柳澤信夫：現代医学概論．医歯薬出版，2012

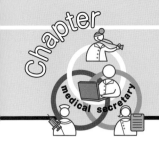

2 医療の実際

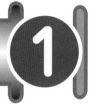

病気の定義と分類 ①

1 病気の定義

（1）病気とは

　　病気とは,「健康でない状態」である。生命をもった生物が本来あるべき姿で正常に機能している状態が健康だとすると,病気とは何らかの障害が生じ,機能が低下するなどの調和が乱されている状態,正常ではない状態といえる。

　　健康に対して,病気,疾病,病,といろいろな言葉で表現される。「病気」は単に身体上のものだけではなく,精神的なものもある。われわれが自分の感情などをうまくコントロールできない場合,ストレスとなり自律神経に作用し,肉体に悪影響を及ぼすことは近年盛んにいわれている。

　　医療機関に不調を訴え来院する患者のなかには,さまざまな検査を経て異常を認めないときもある。病気がみつからなければ診療報酬は発生しないというわけではない。

　　診療報酬の初診料の通知文に「患者が異和を訴え,診療を求めた場合において,診断の結果,疾病と認むべき徴候のない場合にあっても初診料を算定できる」とある。

　　病気の診断を下すのは医師であるが,原因や異常の徴候が外部よりみられなくても本人が異常を訴えた場合,健康とはいえない。世界保健機関（WHO）の定義では,「身体的・精神的・社会的な面から調和の取れたよい状態」を健康としており,その調和が乱された状態は病気といえる。

（2）病気による身体の変化

　　病気によって,人間の身体は異常を起こす。どのような状態が引き起こされるのか,病理学的に大別する。

1）血行障害による病変

　　血行障害による病変を表2−1に示す。

2）進行性の変化

　　進行性の変化とは組織の増殖など活動的変化ともいえ,表2−2に示すものに分けられる。

表2−1　血行障害による病変

病　変	概　要
出　血	血管が破れると，血管内の血液は外に流れ出す。体表面に出るのは外出血，組織内に出るのは内出血という。血管の破裂は，最も多い外傷性出血と動脈硬化などによる血管壁障害性出血，また血管の周囲の組織が破壊されその病変が血管壁にまで及んで血管がやぶれる侵食性出血がある。動脈性の出血は鮮紅色の血液が勢いよく，静脈性の出血は暗赤色の血液が緩やかに流れ出る。
虚　血	ある局所への血液の供給が減少，あるいは途絶えた状態。虚血を起こした組織は蒼白になり，その部位の体温が下がり，血行が止まると壊死する。
充　血	虚血とは反対に動脈が拡張して，組織に流れ込む血液量が増した状態。充血が起こった部分は，赤くなり，熱くなり，ときには正常時には感じられないような場所に拍動が感じられたりする。
うっ血	静脈性の充血をうっ血という。心臓に向かって流れる静脈内の血流が妨げられて生じる。うっ血部の組織は，暗赤色となり（チアノーゼ），局所の温度は下がり，また腫れる。
血栓症	血液は，血管内では普通凝固しないが，凝固して血の塊をつくることがある。この血塊を血栓といい，これを起こす病気を血栓症という。
塞栓症	血管壁から離れて血流に入った血栓を栓子といい，このような栓子が血管をふさぐ病気を塞栓症という。

表2−2　進行性の変化

病　変	概　要
肥　大	個々の細胞が大きさを増すため組織や器官の容積が大きくなること。心臓肥大などがある。
過形成	組織や器官の容積の増大が，主に細胞の数の増加によるものを過形成といい，肥大と区別する。
再　生	再生とは，組織が欠損した場合，元と同じ組織で補い，元どおりにすることである。再生能力は組織により差があり，神経細胞や心筋は再生しないが，結合組織，骨組織，表皮，粘膜，血液，末梢神経などは再生力が強い。

3）退行性の変化

　　　退行性の変化は，表2−3に示したものに分けられる。

4）炎　　症

　　　炎症とは，危害に対する身体の局所的反応で，炎症反応はいろいろな病気に対して，多く出現する。保護するために起こる現象で，原因は物理的・化学的・生物学的要因と多様である。炎症を起こした部位では，発赤，発熱，疼痛，腫脹，機能障害がみられる。

5）腫　　瘍

　　　身体の組織のある一部が統制を逸脱して，単独に病的な細胞増殖をすることによりできた組織の状態で，良性腫瘍と悪性腫瘍がある（表2−4）。悪性腫瘍は生命をおびやかす，有害なものである。

表2-3　退行性の変化

病　変	概　要
変　性	細胞が障害を受けた際に起こる可逆性の形態的・機能的な変化のこと。いろいろな変性があるが，脂肪変性による脂肪肝や結核菌の侵襲後の肺の石灰変性などがある。
萎　縮	肥大の反対で細胞の縮小のために組織，または器官の容積が減じることである。萎縮は筋肉組織に最もはっきり現れる。原因としてはその器官を動かさないでいることや栄養物の供給が不足することなどがある。
壊　死	退行性病変のうち，最もはなはだしいもので，組織細胞はすべて死に，機能がまったく消失した状態。

表2-4　腫瘍の良性と悪性の区別

	発育形成	発育速度	転　移	手術後の再発	組織の異型の程度
良性腫瘍	膨張性	遅い	無	少ない	軽い
悪性腫瘍	浸潤性	速い	有	多い	はなはだしい

6）先天異常

　　先天異常は先天性の病的な状態，胎生期の発育途中に起こった発育異常である。細胞の染色体内にある遺伝因子により発生するが，そのほかに胎生期になっても，外部からの因子によって発育障害が起こる場合もある。

2　病気の分類

　　病気の分類法は病理学的分類や生理学的分類など多岐にわたる。最近は臨床医学的に患者について調べる方法が発達してきた。しかし病気はその原因によって分類されることが最も多く，これは病気を理解するうえで基本であり，原因の究明は重要である。

　　病気はまず，慢性疾患と急性疾患に分類される。急性疾患は，病気が急激に始まり，治療によって治癒するもの，慢性疾患は発病が緩やかで治りにくいものといえる。また，病気の分類としては国際疾病分類（ICD，p.35参照）がある。

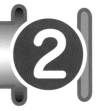

病気の原因

病気にかかる原因はいろいろなものが挙げられる。多数の要因のなかで特に重要な原因を主因とよぶ。この主因のほかに副次的な原因となるものを誘因とよんでいる。誘因は主因の作用を助け、病気にかかりやすくする。

また、病気の原因として外因と内因という言葉も使われる。外因は外部から身体に加わる原因であり、内因とは体内の原因で、病気にかかりやすい状態のこと、素因ともいわれる（表2-5）。

病気のなかには原因のわかっていないものも数多くある。例として、腫瘍（腫瘍は細胞の異常な分裂によって起こり、悪性腫瘍は「がん」とよばれ死因の上位を占めている）、再生不良性貧血、膠原病などがある。

表2-5　病気の原因（内因と外因）

	要　素	例
内　因	年　齢	乳幼児・児童の病気
	生活習慣病・老年期の障害	
	性　別	女性にかかりやすい病気，男性にかかりやすい病気
	妊娠にかかわる病気	
	先天異常	ダウン症候群
	体　質	アレルギー体質，特異体質
	遺　伝	色覚異常，血友病
	免　疫	自己免疫疾患，アナフィラキシーショック
	心　因	心身症
外　因	栄　養	過剰摂取／肥満症，糖尿病，動脈硬化
	栄養不足	壊血病，夜盲症
	物理的要因	温熱，寒冷／熱傷，凍傷
	光　線	日焼け
	電　気	感　電
	放射線	放射線障害
	音　波	聴力障害
	化学的因子	毒物・薬物中毒
	生物学的因子	寄生体による感染症

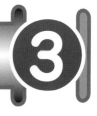

診　　　断 ③

1 診断とは

　診断とは，病気の本体を知り，病名を決定することである。そのために，医師は患者の訴えを聞き，診察し，必要な検査などを行って総合的に判断する。

　私たちが疾病または負傷をし，患者として病院に行くと，治療や薬をもらう前に必ず医師の診察を受ける。そして検査などを行った後に診断されて治療計画が立てられ，治療が開始される。このように診断は，医療の出発点になる。しかし，病気の原因が特定できず，患者の症状から病名がつけられたものも数多くある。例として，かぜのことを「感冒」というが，仮に病名が「感冒」であった場合，原因となったウイルスを特定したわけではなく，症状からつけられた病名になる。また，急な腹痛は「急性腹症」と病名がつけば，これも症状からの病名で，治療は対症療法（症状を抑える治療）になる。これに対して，原因が「インフルエンザウイルス」や「O-157」などのようにはっきりしていれば，原因の細菌が特定できた病因診断となる。その結果，原因療法（原因に結びついた治療）が可能になる。しかし，病気のなかにはそもそも原因の特定が難しいものが多数ある。病気の原因の究明は大事なことではあるが，症状に対する治療もまた，患者にとって非常に大事なことといえる。

2 診断の方法

（1）診　　察

　診察には，表2-6に示すように，さまざまな方法がある。

　診察の結果，全身的所見をとらえ，次いで個別的または局所的所見をとらえる。患者が訴える症状に対し，医師が認める症状を「所見」という。

（2）検　　査

　診察のみでも仮の診断は下せるが，さらに確定的診断を下すため，必要に応じて検査を行う。表2-7に示すように，検査にはさまざまな方法がある。

　いずれの検査も病気の診断のため，あるいは現在の病気の進行状況を調べるために行われるが，場合によっては，入院して数日間にわたって行われる検査もある。したがって患者にとって何らかの負担を強いることになるし，生体を傷つけるかもしれず，苦痛を与えることになる。さらに経済的負担ももちろんある。保険診療の規定にも定められ

表2-6　診察の種類

種　類	概　要
問　診	①患者と問答をする。その場合，「主訴」といって患者の訴えで最も重要かつ苦痛と思われるものを記載する。主訴は１つとは限らない。 ②次に現在苦しんでいる状態がいつごろから始まり，どのような経緯で今に至ったか「現病歴」を聞き出す。 ③また，「既往歴」という患者の出生時から現在までの病歴を聞き，次に患者の家族や同居人の病歴を確認し遺伝的疾患の有無，感染症の既往や死因などを確認する。 ④また，患者の普段の環境，生活状態を詳しく聞く。
視　診	患者をよく目で見て観察する。
触　診	患者に直接触れて診察する。
聴　診	聴診器を用いて呼吸音，心音などを聞く。
打　診	手指を用いて患者の体表を叩き，その反響で内部の状態を判断する。

表2-7　さまざまな検査

検　査	概　要
検体検査	血液，尿，あるいは髄液など，患者の身体から採取した材料により行う検査である。採血検査が多く行われ，診療の初期に患者の状態を調べる検査から，詳しい内臓機能や生活習慣病も血液から検査できる。
細菌検査	微生物学検査である。腫瘍マーカー検査もある。
生体検査	心電図検査や脳波検査，超音波（エコー）検査など検査機器や薬剤などを使って，患者の身体そのものを調べる検査である。
内視鏡検査	内視鏡とはグラスファイバーを用いたファイバースコープとよばれる管で，消化管や膀胱など内部を撮影する。必要に応じて組織を採取することもできる。近年は検査のみに止まらず，内視鏡手術なども頻繁に行われるようになった。
病理学的検査	生体の組織を採取して顕微鏡で検索し，良性，悪性などを調べる検査である。手術に伴い行われることも多い。
レントゲン検査	X線撮影により行われる，いわゆるレントゲンであるが，特に最近はCT（コンピュータ断層撮影）やMRI（磁気共鳴画像）が臨床で応用され，大きな効果を上げている。

ているが，検査の適応，すなわちある検査を行ってもよい疾患，また繰り返し行う検査はその間隔が決められていて，むやみに不必要な検査が繰り返されないようになっている。すべての検査はその目的と検査結果を診療録に記載するよう定められている。

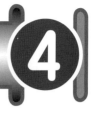

治　　療 ④

1 治療とは

　病気を治すこと，本来の正常で健康な状態に回復させることが治療であり，これは医療の目的でもある。本来人間には，ほかの生物と同じように自然治癒力が備わっている。それは生体に備わっている自己回復力であり，この自然治癒力の手助けをして，病気の治癒をできるだけ円滑に速やかにすることが治療といえる。

2 治療の方法

（1）原因療法

　病気を引き起こした原因を取り除くのが原因療法である。細菌や寄生虫を死滅させたり，悪性腫瘍に侵された臓器を切りとったり，病気の原因がはっきりしているときに行うことができる治療法である。

（2）対症療法

　現在現れている症状に対して，症状をやわらげたり，回復力を増強させたりする治療法である。病気の原因が特定できないときはもちろん対症療法しか行えないが，原因療法が行われる場合も原因療法と組み合わせて行われる。たとえば，高熱や痛みの激しいときにまず解熱鎮痛剤を与え苦痛を取り除き，患者の安静を図り，体力が回復した後に原因療法を行うなどである。対症療法は原因療法とともに科学的に効果的に用いるのが最良である。

（3）予防療法

　特定の病気にかかる危険のある者に対し行う療法である。たとえば糖尿病予防のための食事・運動などの指導をして，発症を防ぐことなどがある。生活習慣病などの慢性疾患の増加で，患者の生活習慣の改善指導などが重視されている。

3 治療の種類

（1）内科的療法

　外科的治療を施さない療法である。

1）安静療法

　　安静は病気治療の基本であり，体力を温存し，自然治癒力を高めることは重要であるが，過度の安静は逆効果になり，筋力を低下させることもあるので適度の安静が大事である。

2）薬物療法

　　最も古くからの治療法であり，また効果的な方法である。しかし，薬には副作用などの人体に有害な作用もあるため，頼りすぎるのも危険である。薬を投与するときは，患者の年齢・性別・体格・体質・アレルギーなどに十分留意して投与する必要がある。

　　薬剤は，投与方法により，経口投与される内用薬，経口以外の外用薬，注射薬に分類される。

　　内用薬は，消化管から吸収され，いったん肝臓を通過して全身に作用する。決まった服用時点（食前，食後など）に長期的（1週間，1カ月など）に服用する内服薬とよばれるものと，症状が現れたとき（熱が出たときなど）に臨時に服用する屯服薬がある。外用薬には点眼薬，点鼻薬，湿布薬，座薬，吸入薬などがある。

　　注射は薬効の早急性が必要な場合や内服薬の投与ができない場合などに行われる。点滴注射で大量の水分を補給することもできる。

　　薬剤の投与も，抗生物質などのように菌を直接死滅させることができる原因療法薬剤と，解熱鎮痛のように症状をやわらげる対症療法薬剤がある。また体内に不足する物質の補充のための薬剤投与もあるが，いずれにしても薬剤を投与する場合は薬剤の薬理効果を熟知し，個々の患者に適した用法・用量を決めることが大切である。

3）精神療法

　　精神療法では，専門的な心身医学的治療を必要とする精神の病気の場合に，精神分析法やカウンセリングなどを行っていく。患者本人が気づかなくても心理的因子（不安，緊張，不満，怒り，悲しみ），いわゆるストレスが肉体に影響を及ぼす。強い怒りで血圧が上がったり，多忙やプレッシャーから胃の血行障害が続き，胃潰瘍を起こしたり，精神的なショックで話せなくなったりと，精神的な原因で身体はすぐに影響を受ける。また，肉体的苦痛が精神に影響を及ぼす場合もある。重い病気の宣告を受けた人がうつ状態に陥るのはよく聞くことである。

　　このようにすべての病気には精神療法が必要であり，医療関係者は治療時に患者に精神的ストレスや不安を与えないよう配慮することを忘れてはならない。

（2）外科的療法

　　主に外科系統の科で行われる治療が多く，手術が一般的であり，最近は特に内視鏡を用いた手術が盛んに行われている。

1）手術の分類

　　分類の枠組みがいくつかある。図2-1に分類の枠組みごとの例を示した。

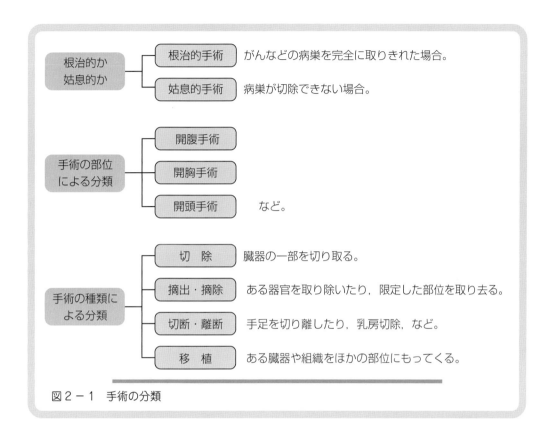

図2－1　手術の分類

2）内視鏡下手術

　　内視鏡を用いて実施される手術には「上部・下部消化管（内視鏡）手術」，「腹腔鏡下手術」
または「関節鏡視下手術」等がある。以前は執刀による手術が行われていたが，内視鏡
の発達に伴い，患者への負担が少ないことから，こちらを選択する手術が増加している。
技術を要する手術であるが，執刀に比べ傷口が小さくて済むこと，術後の痛みが少ない
こと，入院期間が短いこと，術後の癒着が少ないこと等により，患者の負担が少なくて
済むことが最大の利点となっている。

3）麻　　酔

　　麻酔は，薬剤などにより患者の知覚を麻痺させ，治療を行いやすくする。麻酔は手術
に欠かせないが，手術以外にも用いられる。麻酔には表2－8に示したような種類がある。

（3）リハビリテーション

1）リハビリテーションとは

　　リハビリテーションとは，傷病により障害を受けた心身部位の機能をできる限り回復
して，身体的・精神的・社会的にも以前の状態に近づけ，自立できるように訓練する治
療法である。障害の程度にもよるが，半身不随や麻痺など，簡単には病んだ器官を元に

戻せなくても，障害が残ったままの状態で生活に適応していけるよう指導する。そして精神的にも励ますことにより，本人の潜在能力を引き出し，社会生活が快適に送っていけるようにするのが目的である。最近ではリハビリテーションを行う設備と，専門職をそろえた医療機関が増えている。専門職には理学療法士，作業療法士，言語聴覚士，視能訓練士などがあり，専門職の指導のもと，ほかの医療チームのメンバーとともにリハビリテーションプログラムを立てて取り組む必要がある。

2）リハビリテーションの種類

リハビリテーションには，理学療法，作業療法，言語聴覚療法，視能訓練，摂食機能訓練などがある（表2−9）。また，それ以外にも，心臓リハビリテーションや呼吸器リハビリテーションなど，術後の回復にもリハビリテーションは行われる。

表2−8　麻酔の種類

種　類		概　要
全身麻酔		気管内挿管あるいはマスクによる麻酔で，患者の意識はない。
	静脈麻酔	静脈内に薬液を注入する。比較的短時間の手術時に用いられる。
脊椎麻酔		脊髄内に薬液を注入する，身体の一部（一般に下半身）に対する麻酔。
硬膜外麻酔		脊髄腔の外側（硬膜外）に薬液を注入して行う。
局所麻酔	浸潤麻酔	麻酔薬を処置や手術を行う部位（局所）に注入する。
	表面麻酔	麻酔薬を粘膜表面に塗布，または噴霧する。簡単な縫合や，体腔内にカテーテルを挿入する場合などにも行われる。
ペインクリニック（神経ブロック）		硬膜外麻酔や局所麻酔を用いて，疼痛のある患者の痛みをとる，あるいは軽減するために行われる。

表2−9　さまざまなリハビリテーション

療法・訓練	概　要
理学療法	理学療法は外傷や脳血管障害，頸肩腕症候群などによる運動障害に対し，基本的動作能力の回復を図るため，自動的・他動的運動をする。また，マッサージ・光線・電気その他の物理的作用を用いた療法を行う。
作業療法	運動機能の応用的動作能力の回復を目的とし，日常生活動作訓練，つまり，起床，食事，更衣，排泄などができる限り支障なく行えるよう訓練する。
言語聴覚療法	失語症，言語発達障害，難聴に伴う聴覚・言語の障害または人工内耳埋め込み手術に伴う聴覚・言語機能に障害のある患者に対して言語機能または聴覚機能に対する訓練を行う。
視能訓練	斜視や弱視などの視力障害のものに対して各種矯正訓練を行い，視力の改善を図る。
摂食機能訓練	発達遅延，顎切除および舌切除の手術，または脳血管疾患などの後遺症による摂食機能障害に対し訓練を行う。

4 予防医学

　病気の発生原因を研究し，病気にかからないようにするのが予防医学であるが，そもそも病気にかかりにくい身体をつくる，つまり心身ともに健康を維持していくことを追求するのも予防医学である。わかりやすくいうと，予防接種だけではなく，人間ドックや健康診断も予防医学にあたる。

　高齢化が急速に進む日本では健康で自立した老後を送るためにも自らの健康は自分で守っていくことが大事であり，それは社会的にも，増え続ける医療費の抑制という大事な側面につながっていく。医療機関の定期検診などで自分の身体の状態をチェックし，その結果に対するアドバイスを受けて，運動や食事でセルフコントロールをしながら生活していくことが生活習慣病などの病気の予防になり，高齢期の寝たきりや認知症を防ぐことにつながるのである。

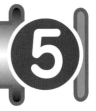

プライマリケア ⑤

1 プライマリケアとは

　プライマリケア（primary care）は，「初期医療」や「一次医療」ともいわれ，「総合的に診る医療」とも訳される。これは患者がまず具合が悪くなり最初に診察を受け，医師が診断をする段階の医療のことで，身近なかかりつけ医などの診察をいう。かかりつけ医などがいない場合は，いきなり総合病院に行って診察してもらってもプライマリケアになる。海外では病院内での総合的な診療を担う医師は総合医（ジェネラリスト）とよばれる。

　プライマリケアとは「プリマ（主役）」に由来する語で，「初期」「初級」「基本」という意味のほかに「主要な」「重要な」という意味もあり，初期医療とはいえ，医療を担う重要な役割であると考えられている。

2 プライマリケアの実際

（1）アメリカのプライマリケア

　アメリカの国立科学アカデミー（National Academy of Sciences：NAS）が1978年に定義したプライマリケアの5項目を挙げる。

　①近接性（accessibility：身近であること）：いろいろな意味で患者の近くにある存在

であるべきで，必要なときに必要な相談にのることが大事である。

②包括性（comprehensiveness：総合的に患者を診ること）：治療だけではなく，予防，リハビリテーションも含めて患者の健康を管理する。すべての領域を診るのは不可能であるが，専門分野の医師やコメディカルと連携を取っていく必要がある。

③統合性（coordination：周囲と調和がとれること）：ほかの専門分野の医師やコメディカルだけではなく，社会福祉や介護関連施設との連携も必要になってくる。そのような幅広い分野とのかかわりが重要である。

④継続性（continuity：継続して患者を診ていくこと）：病気になってからは無論だが，普段から健康診断などで患者に接していれば，患者の変化にも気づきやすく，診断が正確になる。

⑤責任性（accountability：患者への健康教育，病気治療の説明など）：アメリカは医師免許のほかに認定医制度が普及しているので，家庭医として責任をもって患者を診療する。

（2）プライマリケア医に求められるもの

初期医療の患者は外来患者であり，年齢も幼児から高齢者にわたり幅広く，それ以外の面でも多種多様である。一つの症状，たとえば，発熱にしても平均体温は当然個人差がある。またどの症状をとっても出現の仕方，対処の仕方は膨大である。したがって，プライマリケア医は，内科，外科，小児科などの多岐にわたる診療科の知識と技術が要求され，表2－10の経験が必要になる。そのうえに超高齢社会の現状にあっては，介護への展開も必要であり，プライマリケアも医師1人の力ではなく，チーム医療で対応することが望ましい。

表2－10　プライマリケア医に必要な経験

①豊富な数の臨床
②多種類の診療科での実習など
③救急医療の体験，訓練
④地域に根づき，環境をよく知ること

（3）プライマリケアの実例

初期診療の実例を以下に挙げる。実際は症状も数限りない。しかも傷病は個々により異なるので，一つひとつ経験していかなければならない。

1）内科的症状のケアの実際

内科的症状に対するケアの実際の概要を表2－11に示す。

2）外科的症状のケアの実際

外科的症状に対するケアの実際の概要を表2－12に示す。

表2－11　内科的症状のケアの実際

症　状	ケ　ア
発　熱	発熱の原因はともかくとして，患者には，素肌を出さないよう体表を覆い，水分を少量ずつ摂取させ，尿意，便意があれば排泄させる。
下　痢	体温程度の温度の水分を摂取させ，身体を冷やさないようにする。皮膚の乾燥に注意し，脱水に気をつける。
腹　痛	腹痛の部位を特定する。痛みの範囲，痛みの出方などをよく確認する。やたらに痛み止めを与えないようにする。
咳と痰	咽頭に水分を与えるためにうがいをさせる。そうすることで空咳は少なくなり，痰の排出が楽になる。
喀血と吐血	喀血は呼吸器から出る鮮紅色の血液であり，吐血は消化器から出る暗赤色の血液である。両者の違いをよく確認する。
痙　攣	呼吸する道がふさがらないように舌を押さえ，気道を確保する。

表2－12　外科的症状のケアの実際

症　状	ケ　ア
創　傷	傷口が開いている場合はまず洗浄が大事である。傷の中に異物が入っている場合はこれを除去し，次に消毒を十分に行い，感染を防ぐ。
熱　傷	熱傷の部位をまず冷やし，水泡ができていたらつぶさないようにする。
薬　傷	原因となった化学物質を特定し，中和することが必要である。
電撃傷	表面が小さい損傷でも内部に深い，または大きな損傷があるので注意する。
打撲，骨折，捻挫，脱臼	正しい位置での固定，正しい位置での整復，冷湿布などを行う。
頭部外傷	外傷の処置の後，なるべく早くCTなどで診断するため，設備のある病院などに搬送する。

3 プライマリケアの普及

　　かかりつけ医としてのプライマリケアを考えると，病気の治療はもちろんのこと，慢性の疾患や生活習慣病をもつ患者には，生活指導をして病気が悪化しないように健康管理を行い，また日ごろの家族各員の健康状態を確認し，定期的に健康診断をするという仕事も含まれてくる。

　　欧米ではこういった家庭医とよばれる制度が普及しているが，日本では検査機器がそろっているなどの理由から，まだまだ大病院や専門病院を初めから受診する者が多く，その結果，勤務医の負担が増えるなどの問題もある。超高齢社会になった日本では，患者として，できるだけかかりつけ医をもち，常日ごろから健康管理などを任せるように

したい。そして，突発した病気には速やかに対処し，手に負えない病気のときは，すぐに専門病院や専門医に連絡・紹介してもらう。また，ソーシャルワーカーや介護が必要な高齢者に対しては，ケアマネジャーともすぐに連携をとれる体制を整えていることも大切である。このように地域連携のチーム医療がうまくいけば，より効果的なプライマリケアが期待できる。

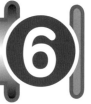

DPC による疾病分類法 ⑥

1 DPC 制度とは

　DPC（Diagnosis Procedure Combination）とは，医療機関別包括評価に用いられる，患者分類としての診断群分類を意味する。そして，この診断群分類に基づく1日ごとの支払制度を DPC/PDPS（Diagnosis Procedure Combination/Per-Diem Payment System：急性期入院医療の診断群分類に基づく1日当たりの包括評価制度）とよぶが，一般に医療現場で「DPC」というと，DPC による支払制度，すなわち DPC/PDPS をさすことが多い。DPC/PDPS は，診療報酬改定と同じく2年ごとに改定され，わが国の急性期入院医療の効率化に寄与している。

2 DPC の診断群分類とコーディング

　DPC は，分類の分かれる項目すべてがわかるような14桁の診断群分類番号（DPC コード）から構成されている。主要診断群（MDC），傷病名（ICD-10 に対応），年齢・体重・JCS（Japan coma scale）条件など，手術などのサブ分類，手術・処置など，副傷病名，重症度からなり，医学知識とコーディングの知識が必要になる。たとえば，傷病名は，入院期間において治療の対象となった傷病のうち，最も医療資源を投入した傷病名をICD-10 から選択するなどのルールがある。

　診断群分類コードは，医療資源の同等性，臨床的な類似性，分類の簡素化・精緻化，アップコーディング*防止などの観点から，改定のつど見直しが行われている。

> ＊アップコーディング：不正コーディングともいい，わざと実際とは異なる病名をつけ，入院にかかる診療報酬を多く請求すること。

国際疾病分類（ICD）

　疾病についての統計的な研究の始まりは，ロンドンでの小児の死因分類が始まりである。それから死因分類法はさまざまに作成されていったが，死亡に至らない疾病の分類も死因分類と同一体系で分類する必要性が議論され，これにより死因分類と同時期に疾病分類も検討されるようになった。

　WHO は，各国が表す疾病や傷害および死因統計を共通の分類方法を用いて，国際比較，活用できるように国際疾病分類（International Classification of Diseases：ICD）を制定して，これに沿って諸統計を作成するよう勧告している。現在，国内で使用している分類は，ICD-10（2013 年版）に準拠しており，統計法に基づく統計調査に使用されるほか，医学的分類として医療機関における診療録の管理等に活用されている。

3 診療情報管理士

　コーディング技術を取得し，医学知識にも精通した診療情報管理士という資格が近年日本でも医療機関で認められ，資格取得者が増えてきている。

　DPC 対象病院では，一般病棟の入院患者で包括点数の設定された診断群分類に該当するものが算定対象となる。さらに，算定の要件にも診療情報管理士の設置がある。診療情報管理士の仕事としては，コーディングのほかに，患者情報の収集，診療録の点検・管理・保管・活用，資料作成（入院患者・平均在院日数），診療情報の作成などがあり，多様である。

参 考 文 献

• 北村蓉子・佐藤公望：改訂医療概論（第 8・10・11 章）．建帛社，2002
• 日野原重明：医療概論．医学書院，2011
• 千代豪昭・黒田研二：学生のための医療概論．医学書院，2010
• 柳澤信夫：現代医学概論．医歯薬出版，2012
• 後藤由夫：医学概論．文光堂，2004
• 須貝和則：DPC 請求 NAVI2010-11．医学通信社，2010

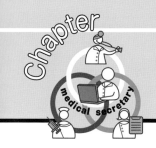

Chapter 3 死と医療

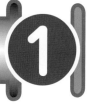

ターミナルケア ①

1 ターミナルケアとは

　ターミナルケア（terminal care）とは終末期医療のことをいう。死期が近づいてきたと思われる患者で，積極的な治療を行わない方向に医療態勢が向いており，患者も家族も納得のうえで症状を軽くしたり，患者の精神状態を安定させるなどのケアを重視した医療を行うことによって，患者と家族を支えていくことである。

　ターミナルケアを専門に行う施設をホスピス（hospice）とよぶ。語源は，聖地への巡礼者や旅行者を泊めた小さな教会の意味である。

（1）ターミナルケアの歩み

　近代ホスピスのモデルといわれるロンドンの聖クリストファーホスピスは，1967年にシシリー・ソンダース（1918 〜 2005）によって創立された。イギリスに生まれたソンダース医師は，看護師として，またソーシャルワーカーとして働くうち，ある肝臓がんの末期患者と出会い，その患者から500ポンドの寄付金を受け取ったこと，またある外科医から医師になることを勧められたことがきっかけで，39歳で医師になり，ホスピスを開いた。このホスピスでは，末期患者の身体的・精神的苦痛を可能な限り軽減し，QOL（quality of life）を高めるための実践がなされた。彼女が始めたこの末期患者のケアの在り方は，その後の世界各国のホスピス設立に大きな役割を果たした。

　日本でも，1982年に浜松の聖隷三方原病院にホスピス病棟が開かれ，1984年にはターミナルケアを目的とした新病棟が増築された。また1984年には大阪の淀川キリスト教病院にもホスピスが開設されている。

（2）ホスピス

　ホスピスとはそもそも施設や設備をさすわけではなく，主として，末期がんなどの患者のために援助プログラムを提供しようという，哲学的理念とその実践のことをいう。

　日本でも平成になってから，末期がん患者のケアを専門的に行う緩和ケア病棟ができ，緩和ケア病棟入院料が診療報酬に導入されるなど，ターミナルケアの重要性は認識

されてきた。しかしホスピスとは，回復不可能な患者を収容する施設ではなく，患者を人間として尊重し患者と家族の支えとなるべく，常に患者とその家族との円滑なコミュニケーションをとりつつ，患者の苦しみを緩和していくことである。過剰な治療はせず，痛みなどに配慮した薬などにより症状をやわらげ，患者の状態によっては在宅で治療を行い，患者の心身の安定を図る。

2 死について

（1）死 と は

　生命とは限りあるものであり，生を得た瞬間から死ぬ運命が始まる。人間に限らず，生命体は等しく同じ存在であるが，地球上の生物で死について考え悩むのはおそらく人間だけだと思われる。死について考えることは生について考えることにもなる。生命の本質は何か，人間は何のために生きているのか，そのように考えることが人間として生きていることだともいえるが，日常は生活に追われ過ぎていき，なかなか普段は生と死についてじっくりと考えないのが普通の人間である。特に日本では，無宗教の人の割合が高く，キリスト教やイスラム教などのように宗教のなかに死後の世界の観念があり，信仰によって死生観があるわけではないので，より考えることも少ないと思われる。

　日本では，日野原重明氏が早くに取り上げた，子どもに対する命の教育のテキストとして採用している『葉っぱのフレディ』（レオ・バスカーリア原作）という，生と死をテーマにした絵本がある。原作者はアメリカ人でありながらも東洋の輪廻思想が感じられる物語で，老若男女を問わず日本人にはわかりやすい。主人公は1枚の葉っぱであり，春に生を受けて，春夏秋冬を経験して，冬に落ち葉となって大地に還っていく。けれどもまた春になると新しく新芽が現れ，命は引き継がれていくという物語で，1枚の葉を擬人化して，生の輝きや躍動，そして死への恐れ，最終的な受容というように話は進み，人間一人の生命は寿命があって有限だが，また次の世代へと引き継がれていく，「いのちのつながり」をわかりやすく考えさせられる物語である。2011年3月の東日本大震災後に「絆」という言葉をよく耳にしたが，人と人とのつながりは，命のつながりでもあり，生命あるものはすべて精一杯生きた後，命をつないでいく存在であるということを謙虚に受け止めてこそ，生きることの重要性も感じられるのではないだろうか。

（2）死の受容への心理過程

　米国の精神科医エリザベス・キュブラー・ロス（1926 ～ 2004）が200人以上の臨死患者との面接をもとに死に至る患者の心理過程を分析した。その結果多くの患者に共通した5段階のプロセスを挙げている。まず患者は末期がんなどの病名宣告を受け，この衝撃に続いて図3-1に示したように心理状態が変化していく。このような段階は，人または状況により期間や間隔は異なるし，この過程が何回も繰り返されることもある。

否 認	病気や死を認められず引きこもる，ショックを受けた状態。「何かの間違いでは」と自分のおかれている状況を信じられない。病気というのは間違いではないかと思い，現実を受け入れられない。
↓	
怒 り	身体的苦痛が生じ，強い怒りを表す。「なぜ私だけが，もっと不摂生をしている人が病気にならないのに」と身体的苦痛がなくても運命や周囲の健康な人々に対して怒りがこみ上げる。攻撃性。
↓	
取 引	何らかの行動（善行など）を行うことで延命を願う。神や仏，あるいは医者などに「もし，直ったらもう悪いことはしない」あるいは，「病気を治してくれたらこのようなよいことをする」などの取引をする。
↓	
抑うつ	症状の悪化に伴い絶望感に襲われる。「生きていても仕方がない」「もうどうにでもなれ」と抑うつ状態になり，これは免疫機能低下など身体に悪影響を及ぼす。
↓	
受 容	死を受け入れ，周囲の人に感謝する。自分の状態を受け入れることができ，穏やかになって周囲のもの，家族などに感謝の念をもつ。

図3－1　キュブラー・ロスによる死への5段階の心理プロセス

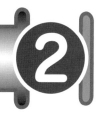

末期患者の問題とニーズ ②

1 終末期の QOL

　QOL（quality of life）は，生活の質，または生命の質とも訳される。どちらも単に生活をする，生きる，だけではなく，その内容が充実して価値あるものでなければならないということである。価値あるとは何か，というとこれは個人によっての違いもあるが，人間らしく生きがいをもった充実した生活と考えられる。QOL の構成要素と影響

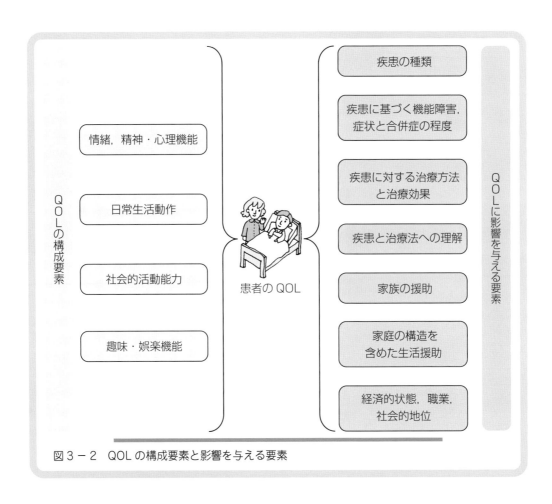

図3-2 QOL の構成要素と影響を与える要素

（図左側）QOL の構成要素
- 情緒，精神・心理機能
- 日常生活動作
- 社会的活動能力
- 趣味・娯楽機能

患者の QOL

（図右側）QOL に影響を与える要素
- 疾患の種類
- 疾患に基づく機能障害，症状と合併症の程度
- 疾患に対する治療方法と治療効果
- 疾患と治療法への理解
- 家族の援助
- 家庭の構造を含めた生活援助
- 経済的状態，職業，社会的地位

を与える要素を図3-2に示した。

　ホスピスなどのケアで，QOL を維持するのは大切なことである。医療従事者の援助で，たとえ病気は治せなくても，患者の生活の質を高めることはできる。心身両面からのケアを行うことにより，残された日々を患者が満足し，充実して過ごすことができるようにする。

2 末期患者の問題

（1）身体的苦痛
　疾病により身体的症状は異なるが，特にがん患者の場合は痛みの出現頻度も高く，持続する激しい痛みは患者に大きな苦痛を与える。また化学療法を行っている場合は，薬剤による副作用としての発熱，嘔気・嘔吐，食欲不振，倦怠感がある。このような症状は不眠や精神的不安定をもたらし，特に痛みは精神的な影響で増幅し，心因的疼痛として出現もする。

（2）精神的苦痛

　キュブラー・ロスの「死への5段階の心理プロセス」のいずれかの段階の心理状態がみられる。まず，不安定になり，進行する病状のため悲観的になり，絶望し，孤独になり，無口になる。あるいは饒舌になったり，不安を隠すため一時的に活動的になったりする。

　極度の不安や恐怖から抑うつ状態に陥る場合もある。強い不安や抑うつ状態のため，混乱や錯乱状態になる場合や，精神的原因で不眠，頭痛，呼吸困難など身体的症状が出現する。痛みも増幅され，患者にとっては苦痛が増していく。

　また，病状が患者に知らされない場合，患者は不安と疑いを抱き，自分と同じ症状や治療を受けている患者の様子を知りたがったりする。この場合は患者のまわりの家族などの精神的負担が大きくなる。死が迫ると残される家族の心配をする。また家族や友人との別れの寂しさや悲嘆にくれる。

（3）社会的問題

　家族や仕事という社会のなかで生活してきた患者にとって，まず残していく家族のことが気がかりになる。経済的・精神的に一家を支えてきた場合は家族の生活への不安がある。また遺産の管理や配分の法的手続き，仕事の引継ぎ，患者の年齢が比較的若い場合ほど仕事や子育てなどとのかかわりが大きく，患者の精神的負担になる。

（4）倫理的・宗教的問題

　信仰をもっている人は信仰に救いを求めるが，いろいろな宗教や信仰のなかで，治療を拒否する，あるいは自ら死を願って安楽死を希望する患者もいる。患者の希望とはいえ倫理的問題であり，慎重な配慮のもとの対応が必要になってくる。また，死が近いことを自覚してくると，過去に犯した罪を償いたいと思い悩んだり，死後の世界の疑問，死後の世界の裁きなどを恐れたり，苦悩することもある。

（5）家族の問題

　家族が病気になるというだけでも心配で負担になることである。まして家族が末期患者であった場合のその家族の負担は肉体的，精神的，社会的にも多大である。最近はがんなどの病名も「インフォームドコンセント」（p.62参照）の普及から本人に伝えられることが多くなってきたが，末期がんや治癒が難しい病気の場合は家族にのみ病名と余命などを告げる場合もあり，このときの家族の精神的負担は非常に大きく，病人の看護が長期化すれば，家族の健康まで損なわれる場合も少なくない。

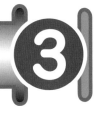

緩和ケアと尊厳死

1 緩和ケア

（1）身体的ケア

1）痛みの緩和

　　痛みからの解放はターミナルケアの重要課題である。特にがん医療における緩和ケアはWHOの方針で疼痛管理として，①昼夜にわたる除痛が基本で，②原則的に簡便な提示の経口投与で接続効果を期待し，③薬物はアスピリンからモルヒネまで必要に応じて段階的に選択する，というもので，現在わが国の緩和ケア病棟では，基本的にこの方針によって疼痛管理をしている。モルヒネは中毒作用があり，従前は末期まで使用を控えていたが，使用方法を適切に行えば，がん性疼痛の約9割に有効であるといわれる。痛みは精神的影響を大きく受けるので抗不安薬や抗うつ薬などの向精神薬を補助的に使用し，また心理療法も行われる。身体的苦痛を取り除いて，初めて患者は精神的ゆとりをもつことができる。

2）身体の清潔

　　患者の身体を常に清潔に保つための，洗面，整髪，入浴，清拭などの介護を行い，褥瘡の処置や分泌物および排泄物の適切な処理をする。多くの患者は苦痛があっても自力で用を足そうとするので，患者の希望を叶えるよう，簡易便器の設置などで患者の尊厳を守りながら，患者が快適に過ごせるよう工夫し，その際に精神的配慮も忘れてはならない。

3）食欲の増進

　　食欲は生命，生活の基本であり，また食事は楽しみでもある。末期患者の多くは食欲不振になりやすいが，そのための対策を立て，原因を考慮しながら，患者の好みに合わせ，メニューや調理法，味つけ，盛りつけなどに工夫を凝らすことが必要である。また精神的な不安から食欲不振になっている場合もある。患者ができるだけ最後まで食事を楽しめる状態でいられるようケアしていくべきである。

（2）精神的ケア

　　身体的ケアはもちろんであるが，ターミナルケアは何よりも精神的ケアを重視しなければならない。

1）傾聴・共感

　　まず，患者の訴えを聞くことが大事である。精神的ケアはターミナルケアに限ったこ

とではなく，相手の話にじっくり耳を傾け，相手の苦痛に共感すること。そういった相手に「寄り添う」姿勢が最も大切なことである。

2）家族とのかかわり方

患者にとって家族の存在は重要である。疎外感を抱きやすい状態になっている患者は，愛するものがそばにいることによって安心できる。患者が精神的に不安定で問題を抱え，家族と良好な関係を保てないときなどは，精神科医や心療内科医，臨床心理士などが参加して精神的ケアを行う。

3）情 緒 面

患者に趣味や芸術に触れてもらうこともケアになる。健康時に行っていた趣味（音楽鑑賞など）が可能ならば続ける。あるいは，末期であっても新しい趣味に挑戦し，初めて絵を描いてみたり，興味のあった語学を習ったりというように，趣味と娯楽の時間をもつことが患者の精神によい作用をもたらし，精神面から QOL を向上させる。

（3）家族へのケア

患者へのケアとともに家族へのケアも大切である。大切な家族が末期患者であるという深いショックを抱えながら看護の日々を過ごして，やがて死を迎えたときその悲嘆は大きい。

悲しみを我慢させたり，悲しみの感情を抑制したりすると後日に体調を崩したり，精神的に不安定になる場合もある。家族の看護を支えるとともに，その悲嘆を受け入れ，十分理解して，温かい目で見守ることが大切である。

2 尊 厳 死

（1）死 の 判 定

一般に心臓と肺の機能が停止すれば，死と判定する。しかし近年，臓器移植の医学が進み，新鮮な臓器の提供が移植に不可欠となり，死の判定の問題は論議の的となった。「脳死」といわれる脳が反応しなくなった状態を死と判定する，これはアメリカが早くから定義していたが，わが国でも脳死の判定基準がつくられており，表3－1に示す6項目とされる。

こうした脳死判定に加え，臓器移植法〔臓器の移植に関する法律，1997（平成9）年7月16日法律第104号〕も成立した。その後，本人の意思表示がなくても家族の承諾があれば臓器の提供ができるようになり，また，小児からの臓器移植も認められることになった。

しかし，交通事故などで昨日まで元気であった家族がいきなり脳死と判定されても，家族はなかなか受け入れがたい。脳死はいまだ多くの問題を含み，医療従事者も細心の配慮をもって判断し，対処していかなくてはならない。

表 3 - 1　わが国の脳死の判定基準

①深い昏睡。
②自発呼吸の消失。
③瞳孔が固定し，瞳孔径は左右とも4mm以上になる。
④対光反射・角膜反射・毛様脊髄反射・眼球頭反射・前庭反射・咽頭反射・咳反射の消失。
⑤脳波が平坦になる。
⑥以上の条件が満たされた後，6時間以上変化がない。

（2）尊厳死とは

　　尊厳死とは，一個の人格としての尊厳を保って死を迎えることをいい，不治の病で死期が迫ったときには，単なる延命のための治療を拒否する，という意思を意識が清明なときに文書で表明しておくことをリビングウィルという。

　　医学の進歩とともに，延命効果を上げる高度の医学技術が次々開発・使用されている。たとえば栄養補給は生命の維持に欠かせないが，認知症などで口から食べられなくなった場合，「胃ろう」といって，腹部に穴を開け直接栄養剤を胃に送ることも多くなっている。

　　延命が，患者とその家族にとっての希望とは相容れないで，意識のない患者が無理やり生かされている状態になる場合もある。しかしいったん延命装置を使い始めれば，それを止めるのは容易ではなく，家族の苦悩は大きい。

　　命というものが奇跡的に偶然与えられた尊いものだとするならば，死もまたわれわれの勝手には到底できないものであるともいえる。与えられた大切な命を1日でも延ばすことは医学の成果だといえるが，生命の質（QOL）を高く生きることも人間として大切なことではないだろうか。尊厳死の問題も医療従事者は謙虚な気持ちで，個々の患者に対し真摯な姿勢で向かい合い，対処していかなければならないだろう。

参 考 文 献

- 北村蓉子・児島克美・橋本修：改訂医療概論（第9・12・13章）．建帛社，2002
- 日野原重明：医療概論．医学書院，2011
- 日野原重明：命を育む．中央法規出版，2011
- 千代豪昭・黒田研二：学生のための医療概論．医学書院，2010
- 柳澤信夫：現代医学概論．医歯薬出版，2012

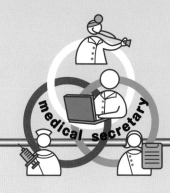

medical secretary

医療制度編

－日本の医療制度の現状と課題－

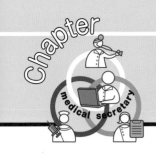

Chapter 4 医療にかかわる法律 ―医療法・医療関係者の法律―

医療法と医療提供施設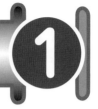

　医療法〔1948（昭和23）年7月30日法律第205号〕は，医療の供給体制を定めた法律であり，医療提供施設の開設・管理・施設の基準などを定めている。人体にたとえれば，医療法は骨格に該当し，健康保険法その他の医療保障に関する法制は，その表面を覆う肉や皮膚に相当する。したがって，医療に携わる者の学習の基礎として，医療法の知識は欠かすことができないものであるといえる。また，医師などの各資格の責務や職能などは，医師法〔1948（昭和23）年7月30日法律第201号〕などの医療関係者を規定する法律が定めている。

1 医療法の定義

　医療法の定義は，医療法第1条により次のように定義づけられている。

> **第1条**　この法律は，医療を受ける者による医療に関する適切な選択を支援するために必要な事項，医療の安全を確保するために必要な事項，病院，診療所及び助産所の開設及び管理に関し必要な事項並びにこれらの施設の整備並びに医療提供施設相互間の機能の分担及び業務の連携を推進するために必要な事項を定めること等により，医療を受ける者の利益の保護及び良質かつ適切な医療を効率的に提供する体制の確保を図り，もつて国民の健康の保持に寄与することを目的とする。

　医療法では，医療提供施設を「経営する」ことを「開設する」と称している。医療法では「経営」と「管理」は厳然と区別されており，経営は，法人も医師や歯科医師以外の個人も担当できるが，管理は臨床研修等修了医師または臨床研修等修了歯科医師（以下，「臨床研修等修了医師等」とする）でなければ担当できないとする規定を設けている（医師の臨床研修制度については p.70 で解説する）。

　国にたとえると，経営とは国会が行っていることであり，管理とは厚生労働省などの行政府が行っていることをさす。すなわち，経営とは「政策を決めること」であり，政策とは，「事業の目的を定め，目標達成のための方針と予算を定めること」であって，従業員を直接使用するということではない。管理とは，「これを受けて従業員に仕事を

させ，目標を達成する仕事」をいい，その方法として，「従業員を働かせるための組織を編成し，経営方針に沿うように仕事の方法を定めて命令し，その方法が予算の範囲内で行えるように工夫すること」であるといえる。

　一般に事業主または経営者と称する者を医療法では「開設者」という。個人経営の病院などの場合は，病院などを経営する個人が開設者であり，法人が病院などを経営する場合は，その法人が開設者である（法人には代表者が必要であり，医療法人の代表者を理事長という）。

　院長のことを医療法では「管理者」という。このため，診療部長，事務部長，看護部長などは管理者とはいわず，管理職という。

　管理者（院長）は病院などの経営担当者ではない。その任務は，開設者の従業員という立場で組織を管理することである。しかし，臨床研修等修了医師等が個人で開設する場合は，自ら管理者（院長）になることも多い。この場合の法律上の考え方は同一人を別人として扱う。

2 医療提供施設とは

　医療提供施設とは，医療法により次のように定義づけられている。
①病院　　②診療所　　③助産所
④介護老人保健施設　　⑤介護医療院　　⑥調剤を実施する薬局
　このうち，①と②を併せて「医療機関」ともよび，本章ではこの2つについて解説する。

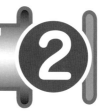

医療提供施設の定義と分類 ②

1 病院の定義

　病院の定義は，医療法第1条の5により次のように定義づけられている。

> **第1条の5**　この法律において，「病院」とは，医師又は歯科医師が，公衆又は特定多数人のため医業又は歯科医業を行う場所であつて，20人以上の患者を入院させるための施設を有するものをいう。病院は，傷病者が，科学的でかつ適正な診療を受けることができる便宜を与えることを主たる目的として組織され，かつ，運営されるものでなければならない。

病院は開設者が都道府県知事宛に「病院開設許可申請」をして「病院開設許可証」の交付を受けるまでは，病院の建物の建築工事などを開始することができない。この許可を得るためには，次のアとイに当てはまるような病院にする計画をして，これを申請書の添付書類の各所定欄に記載することが必要で，かつ，次のウに該当することも必要となる。

ア．病床数が20床以上であること。

イ．医療法第21条に規定する施設を全部有し，構造設備ならびに従業者の職種および定員が省令（医療法施行規則）に規定する基準に達していること（開設当初の定員は少なくて可。患者数の増加につれて定員を増加すればよい。この詳しいことについては後項で解説する）。

ウ．開設しようとする者が，医療法第7条の2に規定する公的性格を有する病院の場合（公的医療機関または共済組合や健保組合など）は，都道府県が計画した当該地域の基準病床数が不足していること（充足していれば不許可）。

　医療法人，社会福祉法人または個人によって開設しようとするものであるときは，都道府県の医療計画に基づく勧告に従う開設であること。

　開設許可証の交付を受けた後に建築工事を完成させ設備を整えたとしても，これをただちに使用することは許されない。次に都道府県知事宛に「病院使用許可申請」をして職員の立入検査を受け，「病院使用許可証」の交付を受けてから初めて施設を利用し，医業または歯科医業の開始（開設）ができるのである。そして，開設後10日以内に都道府県知事宛に「病院開設届」を提出しなければならない。

2 診療所の定義

　診療所の定義は，医療法第1条の5第2項により次のように定義づけられている。

> **第1条の5第2項**　この法律において，「診療所」とは，医師又は歯科医師が，公衆又は特定多数人のため医業又は歯科医業を行う場所であつて，患者を入院させるための施設を有しないもの又は19人以下の患者を入院させるための施設を有するものをいう。

　一般に医院あるいはクリニックとよばれる医療提供施設のことを医療法では「診療所」という。条文にあるように，診療所は病室を設けなくてもよいし，全体で19床以下であれば病室を設けることもできる。

　無床診療所（入院設備のない診療所）と9床以下の有床診療所（入院設備を有する診療所）の構造設備は，衛生上，防火上そして保安上安全であることは必要であるが，構造設備の具体的な基準はまったく規定されていないので，安全な状態であるならば，ど

のような構造設備にすることも開設者の自由である。しかし，10床以上の有床診療所の構造設備については，病院の場合と同じ基準の規定が適用される。

　臨床研修等修了医師等が個人で無床診療所を開設する場合に限り，病院のようにその開設の許可は受ける必要がなく自由開業制であるが，有床診療所を建築した場合にそれを使用するためには，開設者が保健所経由で都道府県知事宛に「診療所使用許可申請」をして職員の立入検査を受け，「診療所使用許可証」の交付を受けるまでは，出来上がった診療所を使用することができない。無床，有床のいずれの診療所の場合も，診療所で医業または歯科医業を開始したときは，10日以内に保健所経由で都道府県知事宛に「診療所開設届」を提出しなければならない。

3 病院の機能別分類

　病院を機能別に分類すると以下のようになる。
①特定機能病院
②地域医療支援病院
③臨床研究中核病院
④その他の病院（一般病院）
「特定機能病院」，「地域医療支援病院」「臨床研究中核病院」については p.53 以降で解説するが，病院の機能のみならず，開設や管理についてもその他の病院とはまったく異なっている。

4 病院の開設者別分類

　病院を開設者別に分類すると以下のようになる。
①国立病院：国立病院は 2004（平成 16）年以降，その多くが「独立行政法人国立病院機構」に運営が引き継がれており，労災病院関連は「独立行政法人労働者健康安全機構」，大学病院は「国立大学法人」が運営している。
②公的病院：都道府県，市町村，特別区，日本赤十字社，厚生農業協同組合連合会，社会福祉法人恩賜財団済生会，国民健康保険団体連合会，国民健康保険組合または北海道社会事業協会，公立大学法人，地方独立行政法人が開設する病院をいう。公的病院は社会の経済的変動に左右されないような財政的基盤を開設者が有し，国庫は，公的病院の設置に要する費用の一部を補助することができる。
③私的病院：医療法人，学校法人（私立大学病院など），宗教法人，社会保険団体，社会福祉法人，個人などが開設する病院をいう。なお，営利法人（会社など）は医療提供施設の開設は認められていない（ただし，特区で高度な自由診療のみを実施する場合は開設が認められる）。

5 病院の施設基準

　医療法第21条, 医療法施行規則第20条, 第21条により, 病院は以下の「構造設備基準」に示された施設・設備を有していなければならない。

①各科専門の診察室（1人の医師が同時に2以上の診療科の診療に当たる場合その他特別の事情がある場合には, 同一の診察室を使用することができる）

②手術室（診療科名中に外科, 整形外科, 形成外科, 美容外科, 脳神経外科, 呼吸器外科, 心臓血管外科, 小児外科, 皮膚科, 泌尿器科, 産婦人科, 産科, 婦人科, 眼科および耳鼻咽喉科の内ひとつ以上を有する病院または歯科医業についての診療科名のみを診療科名とする病院においてはこれを有しなければならない。手術室は, なるべく準備室を附設し塵埃が入らないようにし, その内壁全部を不浸透質のもので覆い, 適度な暖房および照明の設備を有し, 清潔な手洗いの設備を附属していなければならない）

③処置室（なるべく診療科ごとにこれを設けることとする。ただし, 場合により2以上の診療科についてこれを兼用し, または診療室と兼用することができる）

④臨床検査施設（喀痰, 血液, 尿, 糞便などについて通常行われる臨床検査ができるものでなければならない。ただし, 検体検査の業務を委託する場合にあっては, 当該検査に係る設備を設けないことができる）

⑤エックス線装置（内科, 心療内科, リウマチ科, 小児科, 外科, 整形外科, 形成外科, 美容外科, 脳神経外科, 呼吸器外科, 心臓血管外科, 小児外科, 泌尿器科, リハビリテーション科および放射線科の内ひとつ以上を有する病院または歯科医業についての診療科名のみを診療科名とする病院には, これを設けなければならない）

⑥調剤所

⑦給食施設（入院患者のすべてに給食を提供することのできる施設とし, 調理室の床は耐水材料をもって洗浄および排水または清掃に便利な構造とし, 食器の消毒設備を設けなければならない。 ただし, 調理業務または洗浄業務を委託する場合にあっては, 当該業務に係る設備を設けないことができる）

⑧診療に関する諸記録（過去2年間の病院日誌, 各科診療日誌, 処方箋, 手術記録, 看護記録, 検査所見記録, エックス線写真, 入院患者および外来患者の数を明らかにする帳簿ならびに入院診療計画書とする）

⑨消毒施設および洗濯施設（繊維製品の滅菌消毒の業務または寝具類の洗濯の業務を委託する場合における当該業務に係る設備を除く）（蒸気, ガスもしくは薬品を用いまたはその他の方法により入院患者および職員の被服, 寝具などの消毒を行うことができるものでなければならない）

⑩分娩室（標榜科に産婦人科, 産科を有する場合）

⑪新生児入浴施設（標榜科に産婦人科，産科を有する場合）

⑫機能訓練室（療養病床を有する病院は，内法による測定で 40m² 以上の床面積と，必要な器械および器具を備えた機能訓練室を有しなければならない）

⑬談話室，食堂および浴室

（・療養病床を有する病院は，談話室，食堂および浴室を設けなければならない。談話室と食堂は兼用可能である。

・談話室は，療養病床の入院患者同士や入院患者とその家族が談話を楽しめる広さを有しなければならない。

・食堂は，内法による測定で，療養病床の入院患者 1 人につき 1m² 以上の広さを有しなければならない。

・浴室は，身体の不自由な者が入浴するのに適したものでなければならない。）

6 病院の法定人員

　　医療法施行規則第 19 条により，病院は医療関係従事者の法定員数が定められている。以下で解説する入院患者，外来患者および取り扱い処方箋の数とは前年度の 1 日平均数である。ただし，新規開設または再開の場合は，推定数による。また，計算で求めた 1 未満の端数は切り上げる。四捨五入してはならない。

①医師：精神病床および療養病床に係る病室の入院患者の数を 3 をもって除した数と，精神病床および療養病床に係る病室以外の病室の入院患者（歯科，矯正歯科，小児歯科および歯科口腔外科の入院患者を除く）の数と外来患者（歯科，矯正歯科，小児歯科および歯科口腔外科の外来患者を除く）の数を 2.5（精神科，耳鼻咽喉科または眼科については，5）をもって除した数との和（以下この項において「特定数」という）が 52 までは 3 とし，特定数が 52 を超える場合には当該特定数から 52 を減じた数を 16 で除した数に 3 を加えた数。

②歯科医師：歯科医業についての診療科名のみを診療科名とする病院にあっては，入院患者の数が 52 までは 3 とし，それ以上 16 またはその端数を増すごとに 1 を加え，さらに外来患者についての病院の実状に応じて必要と認められる数を加えた数。

　　それ以外の病院にあっては，歯科，矯正歯科，小児歯科および歯科口腔外科の入院患者の数が 16 までは 1 とし，それ以上 16 またはその端数を増すごとに 1 を加え，さらに歯科，矯正歯科，小児歯科および歯科口腔外科の外来患者についての病院の実状に応じて必要と認められる数を加えた数。

③薬剤師：精神病床および療養病床に係る病室の入院患者の数を 150 をもって除した数と，精神病床および療養病床に係る病室以外の病室の入院患者の数を 70 をもって除した数と外来患者に係る取扱処方箋の数を 75 をもって除した数とを加えた数。

④看護師および准看護師：療養病床，精神病床および結核病床に係る病室の入院患者

の数を4をもって除した数と,感染症病床および一般病床に係る病室の入院患者(入院している新生児を含む)の数を3をもって除した数を加えた数に,外来患者の数が30またはその端数を増すごとに1を加えた数。ただし,産婦人科または産科においてはそのうちの適当数を助産師とするものとし,また,歯科,矯正歯科,小児歯科または歯科口腔外科においてはそのうちの適当数を歯科衛生士とすることができる。

⑤看護補助者:療養病床に係る病室の入院患者の数が4またはその端数を増すごとに1。

⑥栄養士:病床数100以上の病院にあっては1。

⑦診療放射線技師,事務員その他の従業者:病院の実状に応じた適当数。

⑧理学療法士および作業療法士:療養病床を有する病院にあっては,病院の実状に応じた適当数。

⑨医師法施行規則第11条第1項または歯科医師法施行規則第11条に規定する施設については,当該施設で診療に関する実地修練または診療および口腔衛生に関する実地修練を行おうとする者を適当数置くものとする。

　以上は医療法上の必要数であり,診療報酬点数の入院料を算定する場合の看護職員(看護師および准看護師)の数はこれより多くなるものもあり,看護補助者による介護業務も重要視されており,病棟の看護補助者数も評価されるものになっている。また,入院時食事療養(Ⅰ)の届出をする場合は100床未満の病院であっても栄養士が必要となるため,多くの病院では栄養士を配置しているのが実状である。⑨は臨床研修指定病院のことをさす(これについてはp.70参照)。

7 特定機能病院とは

　ほかの医療機関などから紹介された高度な医療を必要とする患者に対応する病院として,1992(平成4)年の第二次医療法改正にて特定機能病院が制度化された。

　特定機能病院は,医療法第4条の2により次のように定義づけられている。

> **第4条の2**　病院であつて,次に掲げる要件に該当するものは,厚生労働大臣の承認を得て特定機能病院と称することができる。
> 一　高度の医療を提供する能力を有すること。
> 二　高度の医療技術の開発及び評価を行う能力を有すること。
> 三　高度の医療に関する研修を行わせる能力を有すること。
> 四　医療の高度の安全を確保する能力を有すること。
> 五　その診療科名中に,厚生労働省令の定めるところにより,厚生労働省令で定める診療科名を有すること。

　以上をまとめると，高度の医療機能を有する400床以上の病院の開設者が申請し，その実績が厚生労働大臣から承認されると，その病院は「特定機能病院」と称することができる。特定機能病院は「総合型（大学医学部附属病院等）」とがん・循環器疾患等に専門特化した「特定領域型」の2種類があり，前者の要件は，① 16診療科の標榜，② 医師配置基準の半数以上が専門医，③紹介率50％以上・逆紹介率40％以上などであり，後者は，④ ① 16診療科のうち10以上の標榜，⑤紹介率80％以上・逆紹介率60％以上，⑥先駆的な医療の実施，専門的人材の育成，主導的臨床研究・医師主導治験の実施など，厳しい条件が設けられている。

　承認されているのは，79件の大学医学部附属病院等の本院等の87病院である（2022年4月現在）。

8 特定機能病院の施設基準

　特定機能病院は，医療法第22条の2により次のような構造設備等の基準が定義づけられている。

四　病院の管理及び運営に関する諸記録

　五　前条第四号から第八号までに掲げる施設

　六　その他厚生労働省令で定める施設

　一の従業者数については次項で解説する。五の施設とは化学，細菌および病理の検査施設，病理解剖室，研究室，講義室および図書室である。六の施設とは，無菌の状態が維持された病室，そして医薬品に関する情報の収集，分類，評価および情報を行うための医薬品情報管理室である。

9 特定機能病院の法定人員

　特定機能病院は，医療法施行規則第22条の2により次のような法定員数の基準が定義づけられている。その他の病院（一般病院）と同様に以下で解説する入院患者，外来患者および調剤数とは前年度の1日平均数であり，計算で求めた1未満の端数は切り上げる。四捨五入してはならない。

　特定機能病院に置くべき医師，歯科医師，薬剤師，看護師その他の従業者の員数は，次に定めるところによる。

①医師：入院患者（歯科，矯正歯科，小児歯科および歯科口腔外科の入院患者を除く）の数と外来患者（歯科，矯正歯科，小児歯科および歯科口腔外科の外来患者を除く）の数を2.5をもって除した数との和を8で除した数。

②歯科医師：歯科，矯正歯科，小児歯科および歯科口腔外科の入院患者の数が8またはその端数を増すごとに1以上とし，さらに歯科，矯正歯科，小児歯科および歯科口腔外科の外来患者についての病院の実状に応じて必要と認められる数を加えた数。

③薬剤師：入院患者の数が30またはその端数を増すごとに1以上とし，調剤数80またはその端数を増すごとに1を標準とする。

④看護師および准看護師：入院患者（入院している新生児を含む）の数が2またはその端数を増すごとに1と外来患者の数が30またはその端数を増すごとに1を加えた数以上。ただし，産婦人科または産科においてはそのうちの適当数を助産師とするものとし，また，歯科，矯正歯科，小児歯科および歯科口腔外科においてはそのうちの適当数を歯科衛生士とすることができる。

⑤管理栄養士：1以上。

⑥診療放射線技師，事務員その他の従業者：病院の実状に応じた適当数。

　この項の入院患者および外来患者の数は，前年度の平均値とする。ただし，再開の場合は，推定数による。

⑩ 地域医療支援病院とは

地域医療支援病院は，医療法第4条により次のように定義づけられている。

第4条 国，都道府県，市町村，第42条の2第1項に規定する社会医療法人その他厚生労働大臣の定める者の開設する病院であつて，地域における医療の確保のために必要な支援に関する次に掲げる要件に該当するものは，その所在地の都道府県知事の承認を得て地域医療支援病院と称することができる。

一　他の病院又は診療所から紹介された患者に対し医療を提供し，かつ，当該病院の建物の全部若しくは一部，設備，器械又は器具を，当該病院に勤務しない医師，歯科医師，薬剤師，看護師その他の医療従事者の診療，研究又は研修のために利用させるための体制が整備されていること。

二　救急医療を提供する能力を有すること。

三　地域の医療従事者の資質の向上を図るための研修を行わせる能力を有すること。

四　厚生労働省令で定める数以上の患者を入院させるための施設を有すること。

五　第21条第1項第二号から第八号まで及び第十号から第十二号まで並びに第22条第一号及び第四号から第九号までに規定する施設を有すること。

六　その施設の構造設備が第21条第1項及び第22条の規定に基づく厚生労働省令並びに同項の規定に基づく都道府県の条例で定める要件に適合するものであること。

2　都道府県知事は，前項の承認をするに当たつては，あらかじめ，都道府県医療審議会の意見を聴かなければならない。

3　地域医療支援病院でないものは，これに地域医療支援病院又はこれに紛らわしい名称を付けてはならない。

条文にあるように地域の病院，診療所などを後方支援するという形で医療機関の機能の役割分担と連携を目的に1997（平成9）年の第三次医療法改正にて制度化された。厚生労働大臣が承認する特定機能病院とは性質が異なっている。二次医療圏当たり1つ以上存在することが望ましいとされており，660病院が承認されている（2022年4月現在）。この医療法第4条は改正前は「総合病院」について規定していたが，改正後は総合病院という制度は医療法にはなくなっている。しかし，総合病院という名称が病院名についている病院は，その後も継続してその名称を使用できる。

日本では昔から患者の大病院志向が強く，それが俗にいう「3時間待ちの3分診療」を生む弊害となっていた。西洋医学が普及する以前の江戸時代から，日本の医療は医師

と患者の1対1の関係から始まっており，それは多くの病院がある現在でもあまり変化していない。では諸外国はどうか。アメリカやイギリスでは，そもそも病院は外来診療を行っていないため，風邪やちょっとした負傷では病院に掛かりたくとも掛かれない。病院診療を受けるためには，まずは地域の掛かりつけ医（イギリスでは登録医）の診療を受け，その結果，大がかりな検査や手術または入院が必要と診断されて初めて掛かりつけ医が契約している病院の紹介を受けることになる。

アメリカの病院はオープンシステム制であり，麻酔医や病理医以外の医師は病院で雇用されていることは少なく，掛かりつけ医が病院の施設を使用し，引き続き患者の診療に当たる。つまり，病院は入院診療を担当し，診療所は外来や在宅医療を担当するというように，それぞれの機能が明確になっているのである。

日本では全国のほとんどの病院が外来診療を行っており，診療所との機能分化が欧米に比べ明確でないとの指摘が常にあり，アメリカ型のオープンシステム病院をめざすために地域医療支援病院が創設されたのである。

地域医療支援病院として承認されるには，200床以上の病床数と他の医療機関からの紹介患者数の比率が80％を上回っていること，または紹介率が65％を超え，かつ逆紹介率40％を超えること，あるいは紹介率が50％を超え，かつ逆紹介率が70％を超えることが必要である。

地域医療支援病院の法定人員は，p.52「6　病院の法定人員」と同様となる。

11 地域医療支援病院の施設基準

地域医療支援病院は，医療法第22条により次のような構造設備等の基準が定義づけられている。

> 第22条　地域医療支援病院は，「その他の病院」（一般病院）に定めるもののほか，厚生労働省令の定めるところにより，次に掲げる施設を有し，かつ，記録を備えて置かなければならない。
> 一　集中治療室
> 二　診療に関する諸記録
> 三　病院の管理及び運営に関する諸記録
> 四　化学，細菌及び病理の検査施設
> 五　病理解剖室
> 六　研究室
> 七　講義室
> 八　図書室
> 九　その他厚生労働省令で定める施設

12 臨床研究中核病院とは

　日本発の革新的な医薬品・医療機器の開発等のために，医療行為を行いながら医療における疾病の予防，診断ならびに治療の方法の改善，疾病の原因および病態の理解に関する研究を同時に行い，質の高い臨床研究を推進することを目的とし，2014（平成26）年の第六次医療法改正にて制度化された（施行は2015年4月1日）。

第4条の3　病院であつて，臨床研究の実施の中核的な役割を担うことに関する次に掲げる要件に該当するものは，厚生労働大臣の承認を得て臨床研究中核病院と称することができる。

一　特定臨床研究（厚生労働省令で定める基準に従つて行う臨床研究をいう。以下同じ。）に関する計画を立案し，及び実施する能力を有すること。

二　他の病院又は診療所と共同して特定臨床研究を実施する場合にあつては，特定臨床研究の実施の主導的な役割を果たす能力を有すること。

三　他の病院又は診療所に対し，特定臨床研究の実施に関する相談に応じ，必要な情報の提供，助言その他の援助を行う能力を有すること。

四　特定臨床研究に関する研修を行う能力を有すること。

五　その診療科名中に厚生労働省令で定める診療科名を有すること。

六　厚生労働省令で定める数以上の患者を入院させるための施設を有すること。

七　その有する人員が第22条の3の規定に基づく厚生労働省令で定める要件に適合するものであること。

八　第21条第1項第二号から第八号まで及び第十号から第十二号まで並びに第22条の3第二号，第五号及び第六号に規定する施設を有すること。

九　その施設の構造設備が第21条第1項及び第22条の3の規定に基づく厚生労働省令並びに同項の規定に基づく都道府県の条例で定める要件に適合するものであること。

十　前各号に掲げるもののほか，特定臨床研究の実施に関する厚生労働省令で定める要件に適合するものであること。

2　厚生労働大臣は，前項の承認をするに当たつては，あらかじめ，社会保障審議会の意見を聴かなければならない。

3　臨床研究中核病院でないものは，これに臨床研究中核病院又はこれに紛らわしい名称を称してはならない。

第12条の4　臨床研究中核病院の開設者は，厚生労働省令の定めるところにより，業務に関する報告書を厚生労働大臣に提出しなければならない。

2　厚生労働大臣は，厚生労働省令で定めるところにより，前項の報告書の内容を

公表しなければならない。

第16条の4 臨床研究中核病院の管理者は，厚生労働省令の定めるところにより，次に掲げる事項を行わなければならない。

　一　特定臨床研究に関する計画を立案し，及び実施すること。

　二　他の病院又は診療所と共同して特定臨床研究を実施する場合にあつては，特定臨床研究の実施の主導的な役割を果たすこと。

　三　他の病院又は診療所に対し，特定臨床研究の実施に関する相談に応じ，必要な情報の提供，助言その他の援助を行うこと。

　四　特定臨床研究に関する研修を行うこと。

　五　第22条の3第三号及び第四号に掲げる諸記録を体系的に管理すること。

　六　その他厚生労働省令で定める事項

第22条の3 臨床研究中核病院は，第21条第1項（第一号及び第九号を除く。）に定めるもののほか，厚生労働省令の定めるところにより，次に掲げる人員及び施設を有し，かつ，記録を備えて置かなければならない。

　一　厚生労働省令で定める員数の臨床研究に携わる医師，歯科医師，薬剤師，看護師その他の従業者

　二　集中治療室

　三　診療及び臨床研究に関する諸記録

　四　病院の管理及び運営に関する諸記録

　五　第22条第四号から第八号までに掲げる施設

　六　その他厚生労働省令で定める施設

厚生労働大臣から臨床研究中核病院として承認された病院は，

①当該病院が中核となって他の医療機関の臨床研究の実施の援助をしながら共同で研究を行い，実施することで，他の医療機関における臨床研究の質の向上を図る。

②臨床研究に参加を希望する患者が，質の高い臨床研究を行う病院を把握し，当該病院へアクセスできるようにする。

③患者を集約し，十分な管理体制のもとで診療データの収集等を行うことで臨床研究を集約的かつ効率的に行う。

等が求められる。

　2022年4月現在，国立がんセンター中央病院や東京大学医学部附属病院など14の病院が承認されている。

13 病院の病床種別

　病院の病床種別は，医療法第7条第2項により，次のように定義づけられており，以

下の5種類に分類できる。

①精神病床（病院の病床のうち，精神疾患を有する者を入院させるためのものをいう）

②感染症病床（病院の病床のうち，感染症の予防及び感染症の患者に対する医療に関する法律（平成10年法律第114号）第6条第2項に規定する一類感染症，同条第3項に規定する二類感染症（結核を除く），同条第7項に規定する新型インフルエンザ等感染症および同条第8項に規定する指定感染症（同法第7条の規定により同法第19条または第20条の規定を準用するものに限る）の患者（同法第8条（同法第7条において準用する場合を含む）の規定により一類感染症，二類感染症，新型インフルエンザ等感染症または指定感染症の患者とみなされる者を含む）ならびに同法第6条第9項に規定する新感染症の所見がある者を入院させるためのものをいう）

③結核病床（病院の病床のうち，結核の患者を入院させるためのものをいう）

④療養病床（病院または診療所の病床のうち，①〜③に掲げる病床以外の病床であって，主として長期にわたり療養を必要とする患者を入院させるためのものをいう）

⑤一般病床（病院または診療所の病床のうち，①〜④に掲げる病床以外のものをいう）

14 医療計画

　医療計画は，医療法第30条の4に定められている。社会環境の変化に対応した新たな医療体制を構築するために医療計画は策定されるものであり，日常生活圏において通常必要とされる医療を確保するため，地域医療の効率化，体系化を図るものである。1985（昭和60）年の第一次医療法改正により盛り込まれ，その後，数回の改正を経て現在に至っている。

　都道府県知事が，その地方自治体における医療提供体制の確保に関する計画を作成することとされ，かつ5年ごとに見直すこととされている。見直す項目は次に示す7点である。

・基準病床数　　　　　　　　・二次医療圏，三次医療圏の設定

・地域医療支援病院の整備

・病院，診療所，薬局等の機能，および連携の推進

・僻地医療，救急医療の確保

・医療従事者の確保

・その他，医療供給体制の確保についての計画を作成

　これらの項目における「医療圏」とは，都道府県が病床の整備を図るに当たって設定する地域的単位のことであり，3つに大別される。

（1）一次医療圏

身近な医療を提供する医療圏である。医療法では特に規定されてはいない。保健所（地域保健法第5条第2項）や介護保険制度等との兼ね合いから，ほぼ市町村を単位として設定される。

（2）二次医療圏

特殊な医療を除く一般的な医療サービスを提供する医療圏である。複数の市町村を一つの単位として認定される。医療法第30条の4第2項第十四号で規定され，さらに医療法施行規則第30条の29第一号で以下のように規定されている。

「地理的条件等の自然的条件及び日常生活の需要の充足状況，交通事情等の社会的条件を考慮して，一体の区域として病院における入院に係る医療（第30条の28の7に規定する特殊な医療並びに療養病床及び一般病床以外の病床に係る医療を除く。）を提供する体制の確保を図ることが相当であると認められるものを単位として設定すること。」

2021年10月現在，355の二次医療圏がある。

（3）三次医療圏

最先端，高度な技術を提供する特殊な医療を行う医療圏である。原則として都道府県を一つの単位として認定される。医療法第30条の4第2項第十五号で規定され，さらに医療法施行規則第30条の29第二号で以下のように規定されている。

「都道府県の区域を単位として設定すること。ただし，当該都道府県の区域が著しく広いことその他特別な事情があるときは，当該都道府県の区域内に2以上の当該区域を設定し，また，当該都道府県の境界周辺の地域における医療の需給の実情に応じ，2以上の都道府県の区域にわたる区域を設定することができる。」

15 医療提供の理念

医療提供の理念は，医療法第1条の2において次のように規定される。この条文は1992（平成4）年の第二次医療法の改正にて盛り込まれ，その後，6度の細かい改正を経て現在に至っている。

第1条の2 医療は，生命の尊重と個人の尊厳の保持を旨とし，医師，歯科医師，薬剤師，看護師その他の医療の担い手と医療を受ける者との信頼関係に基づき，及び医療を受ける者の心身の状況に応じて行われるとともに，その内容は，単に治療のみならず，疾病の予防のための措置及びリハビリテーションを含む良質かつ適切なものでなければならない。

2 医療は，国民自らの健康の保持増進のための努力を基礎として，医療を受ける

者の意向を十分に尊重し，病院，診療所，介護老人保健施設，介護医療院，調剤を実施する薬局その他の医療を提供する施設（以下「医療提供施設」という。），医療を受ける者の居宅等において，医療提供施設の機能に応じ効率的に，かつ，福祉サービスその他の関連するサービスとの有機的な連携を図りつつ提供されなければならない。

注射や手術などの医療行為は，医療の現場では当然のことと思われがちであるが，社会的には侵襲行為であることでもあり，患者と医師とのこれら非日常的な関係のなかにこそ，深い信頼関係のもとに，それが医療の実践の根底になければならない。また，現代型の患者像は，受け身の医療ではなく，自らが理解し，納得した治療行為に協力的に参加していくというようになってきている。患者自身が最も不利益を被る可能性があるわけであるから，医療専門職が判断するなかで相手にとって最も適切な治療を考え（医療の裁量権），相手が理解しえる水準と範囲のなかで最大限の情報を提供し，有効な治療法が複数存在するような場合には，その長所・短所を十分に説明し，患者に選択させるべきであり（患者の自己決定権），これにより患者自身が医療に積極的に参加できる。決して，患者に最終的判断の責任を押しつけることを意味するのではない。これがインフォームドコンセント（informed consent：IC）である。

インフォームドコンセントを議論するにあたって，「どこまで知りたいのか」「どこまで知らせなければならないのか」「本当に真実を知りたいのか」「それでよいのか」「誰に知らせるべきなのか」「真実を患者本人に伝えることが現在の日本の状況で妥当であるのか」について，欧米と比べて価値観の相違や告知後の支援体制が日本ではいまだに未熟なため，医師あるいは患者・家族にも一致した意見はない。「知らないでいたい希望」もあるはずだからである。アメリカでは医療訴訟対策としての契約的なインフォームドコンセントが行われるが，患者のためとはいえない。繰り返すが，患者と医師の関係は「契約」「義務」「権利」「責任」といったもののみではなく，人間同士の信頼関係が欠かせないからである。

16 院内掲示義務

医療に関する適切な情報を提供するため，以下の情報を施設内に掲示する義務がある。
①病院のみ：院内案内
②病院と診療所：管理者（院長）の氏名，診療に従事する医師・歯科医師の氏名，診療日および診療時間

17 医業等の広告

医業等の広告は，医療法第6条の5第3項において次のように規定される。

第6条の5第3項　第1項に規定する場合（注：次ページの条文を指す）において，次に掲げる事項以外の広告がされても医療を受ける者による医療に関する適切な選択が阻害されるおそれが少ない場合として厚生労働省令で定める場合を除いては，次に掲げる事項以外の広告をしてはならない。

一　医師又は歯科医師である旨

二　診療科名

三　当該病院又は診療所の名称，電話番号及び所在の場所を表示する事項並びに病院又は診療所の管理者の氏名

四　診療日若しくは診療時間又は予約による診療の実施の有無

五　法令の規定に基づき一定の医療を担うものとして指定を受けた病院若しくは診療所又は医師若しくは歯科医師である場合には，その旨

六　第5条の2第1項の認定を受けた医師である場合には，その旨

七　地域医療連携推進法人の参加病院等である場合には，その旨

八　入院設備の有無，第7条第2項に規定する病床の種別ごとの数，医師，歯科医師，薬剤師，看護師その他の従業者の員数その他の当該病院又は診療所における施設，設備又は従業者に関する事項

九　当該病院又は診療所において診療に従事する医療従事者の氏名，年齢，性別，役職，略歴その他の当該医療従事者に関する事項であつて医療を受ける者による医療に関する適切な選択に資するものとして厚生労働大臣が定めるもの

十　患者又はその家族からの医療に関する相談に応ずるための措置，医療の安全を確保するための措置，個人情報の適正な取扱いを確保するための措置その他の当該病院又は診療所の管理又は運営に関する事項

十一　紹介をすることができる他の病院若しくは診療所又はその他の保健医療サービス若しくは福祉サービスを提供する者の名称，これらの者と当該病院又は診療所との間における施設，設備又は器具の共同利用の状況その他の当該病院又は診療所と保健医療サービス又は福祉サービスを提供する者との連携に関する事項

十二　診療録その他の診療に関する諸記録に係る情報の提供，第6条の4第3項に規定する書面の交付その他の当該病院又は診療所における医療に関する情報の提供に関する事項

十三　当該病院又は診療所において提供される医療の内容に関する事項（検査，

手術その他の治療の方法については，医療を受ける者による医療に関する適切な選択に資するものとして厚生労働大臣が定めるものに限る。）

十四　当該病院又は診療所における患者の平均的な入院日数，平均的な外来患者又は入院患者の数その他の医療の提供の結果に関する事項であつて医療を受ける者による医療に関する適切な選択に資するものとして厚生労働大臣が定めるもの

十五　その他前各号に掲げる事項に準ずるものとして厚生労働大臣が定める事項

（注は筆者加筆）

さらに，広告の規制に関しては以下のように定められている。

第6条の5　何人も，医業若しくは歯科医業又は病院若しくは診療所に関して，文書その他いかなる方法によるかを問わず，広告その他の医療を受ける者を誘引するための手段としての表示（以下この節において単に「広告」という。）をする場合には，虚偽の広告をしてはならない。

2　前項に規定する場合には，医療を受ける者による医療に関する適切な選択を阻害することがないよう，広告の内容及び方法が，次に掲げる基準に適合するものでなければならない。

一　他の病院又は診療所と比較して優良である旨の広告をしないこと。

二　誇大な広告をしないこと。

三　公の秩序又は善良の風俗に反する内容の広告をしないこと。

四　その他医療に関する適切な選択に関し必要な基準として厚生労働省令で定める基準

（第3項は省略）

4　厚生労働大臣は，（中略）医療に関する専門的科学的知見に基づいて立案又は作成をするため，診療に関する学識経験者の団体の意見を聴かなければならない。

18 医療法人とは

医療法人は，現在，全国で 63,441 法人がある（2019 年 3 月末現在）。そして，医療法人の定義を医療法第 39 条第 1 項では，次のように定めている。

第 39 条　病院，医師若しくは歯科医師が常時勤務する診療所，介護老人保健施設又は介護医療院を開設しようとする社団又は財団は，この法律の規定により，これを法人とすることができる。

ここでいう社団，財団とは，法人の実体による区分のことであり，簡単にいえば社団

とは人の集まりを基盤にした法人，財団とは提供された財産を運営するためにつくられる法人である。医療法人の場合，どちらの種類でも設立できる。

そして設立に際し，出資者を「社員」として，資格を設立総会（社員総会）の承認を得て取得する（医療法等で「社員」と表記する場合はこの「社員」を示すものであり，医療法人が開設する医療機関で働いている従業員とは異なる）。

表4－1が医療法人の業務可能範囲である。

表4－1　医療法人の業務可能範囲

法人種別（可能範囲）		業　務	内　容
一般の医療法人		本来業務	医療提供行為（病院・診療所・介護老人保健施設等の運営）。
		附帯業務	医療提供行為に附帯する業務（在宅介護支援センター，訪問看護ステーションなど）。 ＊知事の許可が必要。
		附随業務	本来業務・附帯業務に附随して行う業務（医療施設内の売店，患者用の駐車場運営など）。 ＊収益業務の規模にならないもの。
社会医療法人		収益業務	知事の許可および定款等の記載のもとで行う収益の業務（医療介護療養用品の販売，一般駐車場経営など）。 ＊収益は本来業務（医療提供行為）へ再投資される。
		社会福祉事業	第1種 •ケアハウスの設置・運営（全医療法人で可能）。 •知的障害児施設など児童入所施設の設置・運営など。 •身体障害者療護施設など障害者入所施設の設置・運営。 ＊社会福祉法人限定の特別養護老人ホーム等は対象外。 第2種（全医療法人で可能） •保育所など通所施設の設置・運営など。 •デイサービスセンターなど通所施設の設置・運営など。

医療法人の名称表記について
1) 機関の名称表記で「医療法人○○会」と，「社団」または「財団」の表記を省略している場合がある。しかし，医療法人は上記記載の定義どおり「社団または財団」であるから，この名称表記の例の場合，大抵の場合は医療法人の大多数の区分を占めている社団の医療法人と考えられる（つまり，医療法人○○会＝医療法人社団○○会ということである）。なお，医療法人財団でも「財団」を省略して「医療法人○○会」と表記している場合も一部ある。
2) 診療所などを開設している医療法人として「一人（医師）医療法人」という表現があるが，これは通称であり分類の名称ではない。上記分類では通常の医療法人同様，その大半は社団医療法人となっている。
3) 医療法人立病院を「個人病院」として表記している場合もあるが，純粋な「個人病院」は非法人立病院の病院である。医療法人立病院は正確には「個人病院」ではない。

（1）医療法人の特徴＝非営利性

法人は民法その他の法律によらなければ設立することができない。民間の法人の代表的なものは，いうまでもなく株式会社や有限会社などの会社であるが，医療はかけがえのない生命，身体の安全が直接かかわるだけに，これら営利企業にゆだねるのは適当ではないとされている。

そこで，1950（昭和25）年，医療事業の経営主体を法人化することにより，医業の永続性を確保するとともに，資金の集積を容易にし，医業経営の非営利性を損なうことなく，医療の安定的普及を図るため，医療法により「医療法人」という法人類型が創設された。

これを法律の上でみると，医療法では営利目的の病院，診療所の開設を許可しないこととしている（法第7条第6項）。このため，医療法人も営利を目的としないよう，「医療法人は，剰余金の配当をしてはならない」（法第54条）と厳格に規制されている。この非営利性が医療法人の最大の特徴である。

（2）医療法人の設立

医療法人は認可主義（法律の定める要件を具備し主務官庁の認可を受ける仕組み）が採られており，主務官庁は都道府県である。2つ以上の都道府県において病院等を開設する医療法人については，認可権限が厚生労働大臣に移る。

医療法人を設立しようとする者は，定款・寄附行為，設立当初の財産目録，出資申込書・寄附申込書の写し，設立決議録，施設の診療科目，従業者定数，敷地・建物の構造設備概要を記載した書類などを添付して都道府県知事に申請し，その認可を受けて設立する。認可を受けたら，組合等登記令に従って必要な事項を登記すると，法人として成立することになる。

（3）基金拠出型法人

医療法人出資者の投下資本の回収を最低限確保しつつ，医療法人の非営利性の徹底，医療の永続性・継続性の確保を図るため，2004（平成16）年8月の厚生労働省通知により「出資額限度法人」として認められた医療法人の類型の一つが「基金拠出型法人」（表4-2）である。

表4-2　基金拠出型法人にかかわる規定

社員の持分	なし（法人名称の通り「拠出」であり，出資ではないため）。
社員の退社等の場合	拠出額を上限として払戻。
法人解散時の取扱	財産等の残余は，国，地方自治体，他の医療法人に帰属。
その他	関連が強い営利企業から資金援助などを受けている場合には，該当する企業名・法人名の名称などを開示する。

「出資額限度法人」は同通知で、「出資持分の定めのある社団医療法人であって、その定款において、社員の退社時における出資持分払戻請求権や解散時における残余財産*分配請求権の法人の財産に及ぶ範囲について、払込出資額を限度とすることを明らかにするもの」と定義づけられている。

> *医療法人を設立する際、解散時の残余財産の帰属先は、国、地方公共団体、公的医療機関の開設者、財団または持分の定めのない社団の医療法人のなかから選ぶこととされている。

社員の退社時や相続時には、同族4要件（の基準）を満たすことによって所得税や贈与税が非課税とされるが、この要件を満たすのは大変難しく、既存医療法人が移行するのはきわめて困難である。この類型を医療法で正式に法制化したものが、「基金拠出型法人」である。2007（平成19）年4月より新設医療法人（新しく許可される医療法人）は「基金拠出型法人」となる（すでに許認可が出されている出資額限度法人については、基金拠出型法人に強制移行はせず、現在の状況にて存続できる）。

（4）社会医療法人

「公益性の高い医療（活動）」（表4－3）については、今まで国立・公的医療機関が中心に行ってきたのが現状である。しかし近年、医師の偏在、長年の高コスト体質などの影響で医療基盤が崩壊しかけており、今後も国立・公的医療機関に依存しながらこれらの医療を維持していくことが困難となってきた。また、官民の役割分担を前提としてきた医療の在り方そのものを見直す必要も出てきた（表4－4）。

表4－3　公益性の高い医療（活動）

- 休日診療、夜間診療等の救急医療。
- 周産期医療を含む小児救急医療。
- 僻地医療・離島医療。
- 重症難病患者への継続的な医療。
- 感染症患者への医療。
- 筋萎縮性側索硬化症（ALS）など継続的な在宅医療を必要とする患者への医療や、当該患者の療養環境を向上する活動。
- 災害医療。
- 精神救急医療。
- 「心神喪失等の状態で重大な他害行為を行った者の医療及び観察等に関する法律」に基づく指定医療機関が実施する医療。
- 患者の早期社会復帰につながる医療連携。
- 先進的な医療安全や疾病予防に取り組んでおり、患者や地域の医療機関に対し無償で相談助言・普及啓発する活動。
- 質の高い医療従事者の確保・育成に関する活動。
- 高度な医療技術を利用した研究開発を実施しており、その研究結果情報を患者や地域の医療機関に無償で提供する活動。
- 治療との有機的連携による治験（活動）。

表4-4　社会医療法人の概要

- 公益性の高い医療を担うことができる（求められる）。
- 新医療計画などによる支援を受けられる（指定管理者制度の有力候補として）。
- 重要事項の決定は，外部の専門家を含めた評議会で行う。
- 財務監査が義務化。
- 社会医療法人債（公募債）の発行が可能。
- 役員の給与制限，自己資本比率，理事長要件などが緩和される。

表4-5　社会医療法人・医療法人に認められた社会福祉事業

	第1種社会福祉事業	第2種社会福祉事業
社会医療法人	• ケアハウスの設置・運営。 • 知的障害児施設など児童入所施設の設置・運営など。 • 身体障害者療護施設など障害者入所施設の設置・運営。 ＊社会福祉法人限定の特別養護老人ホームなどは対象外。	• 保育所など通所施設の設置・運営など。 • デイサービスセンターなど通所施設の設置・運営など。
医療法人	• ケアハウスの設置・運営。	

出典）一般社団法人　日本社会医療法人協議会

　　そこで，赤字体質が慢性化している国立・公的医療機関に代わり，今後は医療法人に地域医療の主役を担ってもらい，医療法人の知恵を活かせば効率的に取り組めると考え，「社会医療法人」という新しい法人類型が創設された。

　　当然，場合によっては採算の合わない分野を担うため，これまで国立・公的医療機関に投入されていた公費を社会医療法人へ移行した医療法人に回して，今後も「公益性の高い医療」に投入されるようにする。また，「公益性の高い医療」に伴う損失・損害を補えるようにするため，表4-5のような社会福祉事業に加え，収益業務も認めるほか，自立型経営を持続できるよう公募債（社会医療法人債）も発行できることとなる。

　　この仕組みにより，社会医療法人も安心して公益性の高い医療に取り組むことができ，地域の医療が守られることとなる。

　　なお，社会医療法人の認定作業については，要件となる救急医療等確保事業を記載した医療計画の実施が2008（平成20）年4月からとなることや，公益法人改革が内閣府で検討中であることから，事実上，2008年4月1日以降に都道府県の認定が始まり，2019（令和元）年10月1日現在310法人が正式認可を受けている。

（5）医療法と医療法人制度の歴史

　　医療施設に関する基本法が医療法であり，医療法は，医療を提供する体制の確保を図り，もって国民の健康の保持に寄与することを目的に，1948（昭和23）年に制定され，その2年後の1950（昭和25）年には，医療法人制度が同法に導入されている。

医療法は，その後，八次にわたる重要な改正を経て，現在に至っている。そのなかで，医療法人制度の移り変わりを振り返る。

1）第一次改正〔1985（昭和60）年12月公布〕

改正前は，診療所を開設する医療法人については，医師，歯科医師が常時3人以上勤務していることが要件とされていたが，診療所経営の近代化のため1人または2人でも認めることとし，1986（昭和61）年10月から施行された。

2）第二次改正〔1992（平成4）年7月公布〕

医療法人の附帯業務に疾病予防運動施設等を追加し，1992（平成4）年7月より施行された。

3）第三次改正〔1997（平成9）年12月公布〕

特別医療法人制度が創設され，1998（平成10）年4月から施行された（2011（平成23）年に廃止）ほか，医療法人の附帯業務が第2種社会福祉事業にまで拡大され，1997（平成9）年12月から施行された。

4）第四次改正〔2000（平成12）年12月公布〕

医療法人制度の改正なし。

5）第五次改正〔2006（平成18）年12月公布〕

2007（平成19）年4月から新設医療法人（新しく許可される医療法人）は「基金拠出型法人」などに分類された（すでに許認可が出されている医療法人については，現在の状況にて継続される）。さらに，社会医療法人制度が創設された。

6）第六次改正〔2014（平成26）年6月公布〕

医療法人社団と医療法人財団の合併が可能となった。また，医療法人による選択を前提としつつ，持分なし医療法人への移行推進策が講じられた（認定医療法人）。

7）第七次改正〔2015（平成27）年9月公布〕

医療法人制度の見直しがなされ，医療法人の外部監査を義務付ける基準の設置，医療法人の経営の透明性の確保およびガバナンスの強化，医療法人の役割についての整備，社会医療法人の認定等に関する事項が盛り込まれた。また，地域医療連携推進法人制度も創設された。

8）第八次改正〔2017（平成29）年6月公布〕

持分なし医療法人への移行計画認定制度の移行計画の認定要件を見直し，認定を受けられる期間を2020（令和2）年9月30日まで延長した。

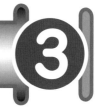

医療関係者と法律

1 医師・歯科医師

（1）医師（歯科医師）の任務

医師（歯科医師）の任務は，医師法（歯科医師は「歯科医師法」〔1948（昭和 23）年 7 月 30 日法律第 202 号〕で規定）第 1 条により次のように規定される。

> **第 1 条** 医師（歯科医師）は，医療（歯科医療）及び保健指導を掌ることによつて公衆衛生の向上及び増進に寄与し，もつて国民の健康な生活を確保するものとする。

（2）医師の臨床研修制度

医師の臨床研修制度は，医師法第 16 条の 2 により次のように規定される。

> **第 16 条の 2** 診療に従事しようとする医師は，2 年以上，医学を履修する課程を置く大学に附属する病院又は厚生労働大臣の指定する病院において，臨床研修を受けなければならない。

1）戦後からの臨床研修制度の変遷

この制度が誕生した歴史的背景には，戦後，日本の臨床研修がまず臨床実地研修制度（一般にアメリカのインターンになぞらえたインターン制度で知られている）から始まったことがある。これは大学卒業後，1 年間の「臨床実地研修」の後に医師国家試験の受験資格を得られるというものであったため，研修の期間中は学生でも医師でもなく，非常に不安定な身分であった。また，給与の保障もほとんどなかったため，学生による反対運動が起こり，こうした状況を受けて医師法が改正され，制度は廃止された。

この法改正により，大学卒業後すぐに医師国家試験を受けて医師免許を得ることが可能になった。臨床研修制度も改正され，医師免許取得後に 2 年以上の臨床研修を行うよう努めるものと定められた（努力規定）。このように研修医としての身分の保障はされたものの，依然として労働面や給与面での処遇には問題も多かった。特に私立大学病院の大半では安月給であり，社会保険にも加入できないケースもまれではなかったのである。そして大学病院における専門分野に偏った研修の弊害も指摘されるようになり，36 年ぶりに臨床研修制度が改正されるに至った。

２）現在の臨床研修制度

　2004（平成16）年4月1日から始まった新しい臨床研修制度は，プライマリケアを中心とした幅広い診療能力の習得を目的として，2年間の臨床研修を義務化するとともに，適正な給与の支給と研修中のアルバイトの禁止などが定められている。なお，法文中の「厚生労働大臣の指定する病院」を通常は「臨床研修指定病院」という。

　歯科医師の場合は，2006（平成18）年4月より，1年以上の臨床研修が義務化されることになっているが，多くの歯学部ではすでに2年間を中心とした臨床研修制度を行っている。

　しかし，この臨床研修は研修先が自由に選べるようになっているため，研修医は都市部へ集中し，地方の医師数は(病院数や患者数に対して)決定的に不足している。さらに，研修医のアルバイトが禁じられることで，夜間および休日の当直業務を行う医師の確保が非常に困難となっている。また，労働力としての研修医を多く抱えることのできなくなった大学病院が人手確保のため関連病院へ派遣した医師を引き上げ始めたりして，人口過疎地では医療そのものが成り立たなくなるなどの問題も出て深刻な状況となった。2008（平成20）年9月30日，千葉県の銚子市立総合病院が運営を休止したのも臨床研修制度による医師不足が背景としてある（その後，再生機構により再開された）。このため，2009（平成21）年4月より，大学病院に限り，地域医療に影響を及ぼしている診療科について，特別コースに基づいた研修プログラムを実施できるようになった。また，2010（平成22）年4月からは臨床研修の必修科目を内科や救急など数科目に絞り，期間を実質1年間に短縮し，2年目から志望科で研修させることで医師不足に対応するプログラムを実施している。

　もっとも，同制度の恩恵として，病院の経営母体である医療法人や地方自治体は地元医学部に気を使うことなく採用活動を行うことが可能になり，特に地方の病院は新人研修医に対して各大学で説明会を開き，病院見学会を行うなど積極的な求人活動を行うようになった。今までと異なり（大学医学部卒業者がその大学病院に勤務するケースが多かった），病院経営者による自主的な人事権の行使による公正な病院づくりが可能となるか，注目されている。

　幅広い診療能力の習得を目的に，内科・外科・産婦人科など複数の科で研修するカリキュラムを組むこととされているが，こうした研修を初めて実施する施設も多く，研修の質の確保が今後の課題とされる。ただし，短期間ローテーションしたところで本当に習得できるのかといった根本的な問題点や，希望するつもりがない診療科を回ることは時間の無駄であるという考えもあり，2010（平成22）年度からのプログラム変更によってどのように改善されていくのか注目される。

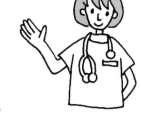

　新臨床研修制度により，新任医師は志望科にかかわらず

多くの診療科をローテーションするようになった。しかし，特に外科系では，長時間に及ぶ手術など，本来の目的である幅広い診療能力の習得とはかけ離れた内容の研修が行われているのが現状である。その結果，現実を直視し，過重な専門科・訴訟リスクの高い専門科・費用対効果の低い専門科を選択しなくなってきた。そのため，多忙な診療科や，常に緊急対応の必要な診療科ほど不人気になり，人員不足に陥る悪循環が発生しつつある。

（3）医師業務について

医師法では，医師（歯科医師は歯科医師法）の「業務独占」と「名称独占」を規定している。

> 第17条　医師（歯科医師）でなければ，医業（歯科医業）をなしてはならない。
> 第18条　医師（歯科医師）でなければ，医師（歯科医師）又はこれに紛らわしい名称を用いてはならない。

ここで問題となるのは「医業」の定義である。なぜなら，医師法等の法文上その定義規定が存在しないからである。しかしながら，通説・判例は，「医業とは，反復継続の意思をもって医療行為を行うことであり，生活上の資糧を得る目的の有無は無関係であるとする」となっており，利得目的の有無，本業か副業か，数回あるいは1回であるかは問われないこととなる。

（4）医師の法的義務について

医師には前項で説明した「業務独占」と「名称独占」という権限が医師法により与えられているが，それと同時に法的義務も課されている。

> 第19条　診療に従事する医師は，診察治療の求めがあつた場合には，正当な事由がなければ，これを拒んではならない。
> 2　診察若しくは検案をし，又は出産に立ち会つた医師は，診断書若しくは検案書又は出生証明書若しくは死産証書の交付の求があつた場合には，正当な事由がなければ，これを拒んではならない。
> 第20条　医師は，自ら診察しないで治療をし，若しくは診断書若しくは処方せんを交付し，自ら出産に立ち会わないで出生証明書若しくは死産証書を交付し，又は自ら検案をしないで検案書を交付してはならない。但し，診療中の患者が受診後24時間以内に死亡した場合に交付する死亡診断書については，この限りでない。
> 第21条　医師は，死体又は妊娠4月以上の死産児を検案して異状があると認めたときは，24時間以内に所轄警察署に届け出なければならない。

第22条 医師は，患者に対し治療上薬剤を調剤して投与する必要があると認めた場合には，患者又は現にその看護に当つている者に対して処方せんを交付しなければならない。ただし，患者又は現にその看護に当つている者が処方せんの交付を必要としない旨を申し出た場合及び次の各号の一に該当する場合においては，この限りでない。

一　暗示的効果を期待する場合において，処方せんを交付することがその目的の達成を妨げるおそれがある場合

二　処方せんを交付することが診療又は疾病の予後について患者に不安を与え，その疾病の治療を困難にするおそれがある場合

三　病状の短時間ごとの変化に即応して薬剤を投与する場合

四　診断又は治療方法の決定していない場合

五　治療上必要な応急の措置として薬剤を投与する場合

六　安静を要する患者以外に薬剤の交付を受けることができる者がいない場合

七　覚せい剤を投与する場合

八　薬剤師が乗り組んでいない船舶内において薬剤を投与する場合

第23条 医師は，診療をしたときは，本人又はその保護者に対し，療養の方法その他保健の向上に必要な事項の指導をしなければならない。

第24条 医師は，診療をしたときは，遅滞なく診療に関する事項を診療録に記載しなければならない。

2　前項の診療録であつて，病院又は診療所に勤務する医師のした診療に関するものは，その病院又は診療所の管理者において，その他の診療に関するものは，その医師において，5年間これを保存しなければならない。

2 その他の医療関係者

（1）医療関係者の総説

　　前項で解説した「医師・歯科医師」以外にも医療にはさまざまな関係者（専門職）がいる。戦前の日本で医療専門職といえば，医師・歯科医師そして薬剤師のみであったものが，医療技術の高度化・専門化により，以前は医師・歯科医師のみで行っていた業務の細分化・分業化が進み，多くの医療専門職が個々に法制化され誕生するに至った。これらの医療専門職はコメディカル（co-medical）と呼称されることも多い。医療専門職は医師・歯科医師と同様，高度な専門性を追求し，日々の自己研鑽を重ね，有機的に連携し，チーム医療の一員となり実現することが求められる。ここでは，主な医療専門職を規定する法律から，その任務（業務内容）と免許制度についての概略を紹介する。

（2）薬　剤　師

　薬剤師（pharmacist, chemist）とは，「調剤，医薬品の供給その他薬事衛生をつかさどることによって，公衆衛生の向上及び増進に寄与し，もって国民の健康な生活を確保する」（薬剤師法第1条）専門職であり，その資格は「薬剤師法」〔1960年（昭和35）年8月10日法律146号〕で規定される。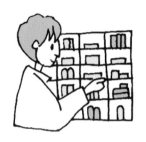

　薬剤師になろうとする者は，薬剤師国家試験に合格し厚生労働大臣の免許を受けなければならない。受験資格は大学において薬学の正規の課程を修了し卒業した者である。

　1874（明治7）年に制定された「医制」では，医師による調剤が禁止され完全な医薬分業がめざされたが，薬剤師の不足等により，医師による調剤を認めざるをえなかった。これにより日本では医師より薬剤を交付されることが多かった。現在では，超高齢社会の到来を背景とする国民医療費増大に対する抑制策の一つとして医薬分業への誘導が進められ，2020（令和2）年現在の医薬分業率は約75％となっている。

　また，医療技術の高度化に伴い，患者への「薬剤情報の提供」が推進されるようになっている。外来患者に対する情報提供はもちろん，入院患者に対しても病棟で医師，看護師とともに医療チームとして働く病棟薬剤師が配属されるようになっている。入院患者に対する薬剤指導料も増額されている。これらを背景に2006（平成18）年には薬学部6年制課程が導入され，専門薬剤師制度の充実も進んでいる。

（3）保健師，助産師，看護師，准看護師

1）保健師とは

　保健師（public health nurse）とは保健師助産師看護師法〔1948（昭和23）年7月30日法律第203号〕（以下，保助看法）において，「厚生労働大臣の免許を受けて，保健師の名称を用いて，保健指導に従事することを業とする者」（第2条）と定められており，名称独占資格である（第42条の3）。大学や保健師養成校にて所定の教育を受けた後，保健師国家試験に合格して得られる国家資格（免許）である。また，保健師になろうとする者は，看護師の国家試験にも合格しなければならない。

2）助産師とは

　助産師（midwife）とは保助看法において，「厚生労働大臣の免許を受けて，助産又は妊婦，じょく婦若しくは新生児の保健指導を行うことを業とする女子」（第3条）と記されている。日本では助産行為を行うことができるのは，医師および助産師である。保健師や看護師と異なり，資格は女子のみが取得できる。

　助産行為の範囲については法的に規定されていないが，助産師が単独で行えるのは，正常な経過の妊娠分娩にかかわることのみで，正常分娩が困難な場合や異常分娩の際に

は，医師がかかわることになっている。したがって，異常を確認した場合には産婦人科医に連絡するなどの措置を行う。

　助産師資格を取得するためには，看護師免許取得者が，助産師学校などの養成機関で1年以上の専門教育を受け，国家試験に合格する必要がある。ただし，助産師指定養成校として認可を受けた看護大学で助産師に関する講義や実習を受講すれば，4年間の教育を経て看護師と同時に受験資格を得られる。

3）看護師，准看護師とは

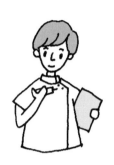

　看護師（nurse）とは「厚生労働大臣の免許を受けて，傷病者若しくはじよく婦に対する療養上の世話又は診療の補助を行うことを業とする者をいう」（第5条），准看護師（assistant nurse）とは「都道府県知事の免許を受けて，医師，歯科医師又は看護師の指示を受けて，前条に規定すること（看護師と同様）を業とする者をいう」（第6条）とそれぞれ保助看法に記されている。

　病院で看護師・准看護師の所属する看護部門は，病院の各部門のうち最も多くの職員を擁する部門である。その看護部門の行う看護業務とは法で規定されているとおり，①患者の療養上の世話（介護業務），②医師の診療の補助（診療介助業務），が2つの柱であり，これに付随して「患者の症状の観察」という重要な役割がある。

　しかし，現在の病院における看護部門の果たすべき機能は，これらの役割を超えている。広範囲かつ緻密な観察を要求され，患者や家族への指導・相談・教育，看護記録の記載と報告，医師やその他の部門との調整，教育研修を含む看護部門管理など，幅広い働きが要請されているのである。

　病院の看護業務の中心は入院看護である。入院看護は当然24時間体制であるため，病棟勤務の看護師は3交替勤務，または2交替勤務体制で勤務することとなる。3交替勤務は各々が8時間勤務で，勤務の継ぎ目では「申し送り」*に30分～1時間を費やし，次に勤務する看護師と交替する。2交替勤務は夜間勤務が約16時間となるが，交替で仮眠を取るのが普通である。いずれにせよ変則的な勤務形態により身体を壊さないように配慮した勤務表をつくることが病棟師長には求められる。

　3交替勤務では1960年代から「2・8体制」*が採用されるようになっており，現在はそれを2交替勤務の病院においても採用している場合が多い。

　外来診療や救急診療においても看護部門の果たすべき役割は大きい。特に救急診療は病棟と同じく24時間看護体制をとらなければならず，その専門性も高く，高度な技術が要求される。

　手術室勤務の看護師も専門性が高い。医療器具に精通し，執刀医と密な連携を取るだけでなく，麻酔医との連携でも，体内の水分量を調整するため，尿量のカウント，点滴量の調整，空調の調整を行う。また，手術室は常に無菌状態（クリーンルーム）に保っ

ておかなければならない。

> ＊申し送り：患者の病状を次に勤務する看護師に申し伝えること。
>
> ＊2・8体制：病棟勤務体制の準夜勤・深夜勤を各2人ずつとし，1人の勤務者が1カ月に8回以内の夜勤とする勤務体制をいう。

　戦前の看護婦は医師の部下として位置づけられていた。戦後はアメリカ軍を中心とした連合国軍の指導のもと，その組織体制が改められ，看護婦は看護部門として独立し現在に至っている。現在では看護師を部下のように使う医師は減ってきてはいるが，看護業務の柱の一つに「医師の診療の補助」があるため，この両者の関係を完全に同等にするのは不可能であるとする見方もある。

　しかし，病院内において看護部門の果たす役割は大きい。特に入院患者にとっては，担当の看護師の存在は主治医と並んで大きな精神的主柱であるといってもよい。日本では慢性的に看護師不足が叫ばれており，どの病院でも看護師の確保に懸命である。子育てが一段落ついた看護師が職場復帰しやすい環境づくりがどの病院にとっても大切であるといえる。

（4）歯科衛生士

　歯科衛生士（dental hygienist）は，歯科衛生士法に以下のように規定されている。

　「厚生労働大臣の免許を受けて，歯科医師の指導の下に，歯牙及び口腔の疾患の予防処置として次に掲げる行為を行うことを業とする者をいう。

一　歯牙露出面及び正常な歯茎の遊離縁下の付着物及び沈着物を機械的操作によつて除去すること。

二　歯牙及び口腔に対して薬物を塗布すること。」（第2条）

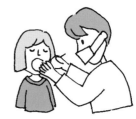

　歯科衛生士法により以前は女子のみしか従事できない資格で，同法附則第2項により男子にも歯科衛生士法が準用されていたが，2014（平成26）年の法改正において男女の区別をなくすこととした。

　資格取得に関しては，専門教育課程を修了し，歯科衛生士国家試験に合格する必要がある。従来，専門学校，短期大学での養成課程が一般的であったが，歯科医療の高度化・多様化に伴い，大学課程（歯学部口腔保健学科などの名称），大学院課程（修士課程のみ）もある。資格取得後は，歯科診療所に勤務するものが大半である。

（5）歯科技工士

　歯科技工士（dental technician）とは「厚生労働大臣の免許を受けて，歯科技工を業とする者をいう。」（第2条第2項）と歯科技工士法に記されており，同法でいう歯科技工とは「特定人に対する歯科医療の用に供する補てつ物，充てん物又は矯正装置を作成し，修理し，又は加工することをいう。ただし，歯科医師がその診療中の患者のために

自ら行う行為を除く。」（第2条第1項）と記されている。

近年の歯科医療の向上と分業化に伴い，非常に高度な精密技工技術と審美感覚が求められる。業務独占資格であり，歯科医師もしくは歯科技工士以外が歯科技工業務を行うことは禁止されている。

（6）診療放射線技師

診療放射線技師（radiological technologist）は，診療放射線技師法で定められた資格であり，「厚生労働大臣の免許を受けて，医師又は歯科医師の指示の下に，放射線を人体に対して照射することを業とする者をいう。」（第2条第2項）となっており，法の目的として「その業務が適正に運用されるように規律し，もつて医療及び公衆衛生の普及及び向上に寄与することを目的とする。」（第1条）と規定されている。文部科学大臣が指定した学校または厚生労働大臣が指定した診療放射線技師養成所において，3年以上診療放射線技師として必要な知識および技能の習得を終えたものが診療放射線技師の国家試験の受験資格を得られる。同法では，その免許を有しない者が，人体に対する放射線の照射を行うことを禁じており（医師および歯科医師を除く）（第24条），この規定に違反したものには罰則が科せられる。

また，同法で規定する放射線とは，一般的には電離性を有する高いエネルギーをもった電磁波や粒子線（ビーム）のことをさす。

放射線を分類すると以下のようになる（第2条第1項）。

① α 線および β 線
② γ 線
③百万電子ボルト以上のエネルギーを有する電子線
④ X 線
⑤その他政令で定める電磁波または粒子線

（7）臨床検査技師

臨床検査技師（medical technologist, medical laboratory technician）とは臨床検査技師等に関する法律において，「厚生労働大臣の免許を受けて，臨床検査技師の名称を用いて，医師又は歯科医師の指示の下に，人体から排出され，又は採取された検体の検査として厚生労働省で定めるもの（以下「検体検査」という。）及び厚生労働省令で定める生理学的検査を行うことを業とする者をいう。」（第2条）と規定されている。

上記に記された検体検査には，微生物学的検査，免疫学的検査，血液学的検査，病理学的検査，生化学的検査，尿・糞便等一般検査，遺伝子関連・染色体検査がある（これらのほかに，検査のための採血も行うことができる）。

なお，臨床検査技師の前身の資格として「衛生検査技師」がある。1958（昭和33）年に衛生検査技師等に関する法律が制定され，それまでは医療の検査に従事する資格に

ついて法制化されていなかったが，検体検査のみを行う資格として法制化された。

　臨床検査技師が行うことができる生理学的検査は年々増加しており，「心電図検査，心音図検査，脳波検査，筋電図検査，基礎代謝検査，呼吸機能検査，脈波検査，熱画像検査，眼振電図検査，重心動揺計検査，超音波検査，磁気共鳴画像検査，眼底写真検査，毛細血管抵抗検査，経皮的血液ガス分圧検査，聴力検査，基準嗅覚検査及び静脈性嗅覚検査，電気味覚検査及びろ紙ディスク法による味覚定量検査」等が記載されている（一部略）。

　かつての臨床検査技師は業務範囲が測定・解析であったが，検査専門職として所見記載も行うようになってきた。記載された所見から医師が診断を行い，治療などに結びつける。また，臨床検査技師等に関する法律で「登録衛生検査所」が規定されており，衛生検査所が受託できる。ここには医療機関側から外注できる検査が定義されている。なお，衛生検査所は検体検査を業として行う場所である。

（8）理学療法士，作業療法士

　理学療法士（physical therapist：PT）とは理学療法士及び作業療法士法において，「厚生労働大臣の免許を受けて，理学療法士の名称を用いて，医師の指示の下に，理学療法を行なうことを業とする者をいう。」（第2条第3項），また理学療法とは，「身体に障害のある者に対し，主としてその基本的動作能力の回復を図るため，治療体操その他の運動を行なわせ，及び電気刺激，マッサージ，温熱その他の物理的手段を加えることをいう。」（第2条第1項）と規定されている。

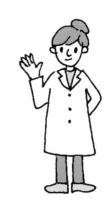

　作業療法士（occupational therapist：OT）とは同法において，「厚生労働大臣の免許を受けて，作業療法士の名称を用いて，医師の指示の下に，作業療法を行なうことを業とする者をいう。」（第2条第4項），また作業療法とは，「身体又は精神に障害のある者に対し，主としてその応用的動作能力又は社会的適応能力の回復を図るため，手芸，工芸その他の作業を行なわせることをいう。」（第2条第2項）と規定されている。

　この両者を学ぶうえで，（すでに日本語化しているが）「リハビリテーション（rehabilitation）」の理解が欠かせない。

　運動療法や訓練がリハビリテーションであると誤解されているむきがあるが，リハビリテーションとは，障害のある人が社会で生活していく手段を得るためのアプローチの総体をさす。「リハビリテーション」の言葉の由来は「再び適した状態になること」「本来あるべき状態への回復」などである。社会における権利の回復や復権，社会復帰にかかわる社会資源の利用なども含めた幅広い意味合いをもつ概念であることを理解しておく必要がある。

（9）言語聴覚士

　　言語聴覚士（speech-language-hearing therapist：ST）とは言語聴覚士法において，「厚生労働大臣の免許を受けて，言語聴覚士の名称を用いて，音声機能，言語機能又は聴覚に障害のある者についてその機能の維持向上を図るため，言語訓練その他の訓練，これに必要な検査及び助言，指導その他の援助を行うことを業とする者をいう。」（第2条）と規定されている。

　　また，言語聴覚士は，医師または歯科医師の指示の下に，嚥下訓練，人工内耳の調整その他厚生労働省令で定める行為を診療の補助をして行うことができる。

（10）視能訓練士

　　視能訓練士（orthoptist：ORT）とは視能訓練士法において，「厚生労働大臣の免許を受けて，視能訓練士の名称を用いて，医師の指示の下に，両眼視機能に障害のある者に対するその両眼視機能の回復のための矯正訓練及びこれに必要な検査を行なうことを業とする者をいう。」（第2条）と規定されている。

　　弱視，斜視などの治療の過程において，長期間にわたる回復訓練，矯正訓練が必要なことから，これらに従事する専門技術者として制定されたものであり，比較的新しい医療技術者である。

（11）臨床工学技士

　　臨床工学技士（medical engineer：ME）とは臨床工学技士法において，「厚生労働大臣の免許を受けて，臨床工学技士の名称を用いて，医師の指示の下に，生命維持管理装置の操作（生命維持管理装置の先端部の身体への接続又は身体からの除去であつて政令で定めるものを含む。以下同じ。）及び保守点検を行うことを業とする者をいう。」（第2条第2項）と規定されている。

　　また，同法で生命維持管理装置とは，「人の呼吸，循環又は代謝の機能の一部を代替し，又は補助することが目的とされている装置をいう。」（第2条第1項）と規定されている。

　　具体的な装置の例として，以下のものがある。

- 呼吸の代替・補助装置：人工呼吸器，酸素療法器械など。
- 特殊な酸素療法装置：高気圧酸素治療装置。
- 循環の代替・補助装置：人工心肺，補助循環装置（IABP，PCPS など），除細動器，ペースメーカーなど。
- 代謝の代替・補助装置：血液透析療法・血漿交換療法などに関する装置。

（12）義肢装具士

　　義肢装具士（prosthetist and orthotist：PO）とは義肢装具士法において，「厚生労働大臣の免許を受けて，義肢装具士の名称を用いて，医師の指示の下に，義肢及び装具の

装着部位の採型並びに義肢及び装具の製作及び身体への適合を行うことを業とする者をいう。」（第2条第3項）と規定されている。

また，同法第2条第1項で義肢とは，「上肢又は下肢の全部又は一部に欠損のある者に装着して，その欠損を補てんし，又はその欠損により失われた機能を代替するための器具器械をいう。」と，第2条第2項で装具とは，「上肢若しくは下肢の全部若しくは一部又は体幹の機能に障害のある者に装着して，当該機能を回復させ，若しくはその低下を抑制し，又は当該機能を補完するための器具器械をいう。」と定められている。

（13）救急救命士

救急救命士（emergency medical technician）とは救急救命士法において，「厚生労働大臣の免許を受けて，救急救命士の名称を用いて，医師の指示の下に，救急救命処置を行うことを業とする者をいう。」（第2条第2項）と規定されている。

また，同法第2条第1項で救急救命処置とは，「その症状が著しく悪化するおそれがあり，若しくはその生命が危険な状態にある傷病者（以下この項並びに第44条第2項及び第3項において「重度傷病者」という。）が病院若しくは診療所に搬送されるまでの間又は重度傷病者が病院若しくは診療所に到着し当該病院若しくは診療所に入院するまでの間（当該重度傷病者が入院しない場合は，病院又は診療所に到着し当該病院又は診療所に滞在している間。同条第2項及び第3項において同じ。）に，当該重度傷病者に対して行われる気道の確保，心拍の回復その他の処置であって，当該重度傷病者の症状の著しい悪化を防止し，又はその生命の危険を回避するために緊急に必要なものをいう。」と定めている。

同法の第44条第1項により特定行為等の制限が規定されており，「救急救命士は，医師の具体的な指示を受けなければ，厚生労働省令で定める救急救命処置を行ってはならない。」となっている。

かつては，救急隊員は医療行為を行うことはできず，救急搬送時の医療行為は一切禁止されていたが，1991（平成3）年4月23日に救急救命士法が制定されて制度化された。

なお，救急救命処置を行う場所の制限も同法第44条第2項により規定されており，「救急救命士は，救急用自動車その他の重度傷病者を搬送するためのものであって厚生労働省令で定めるもの（以下この項及び第53条第2号において「救急用自動車等」という。）以外の場所においてその業務を行ってはならない。ただし，病院若しくは診療所への搬送のため重度傷病者を救急用自動車等に乗せるまでの間又は重度傷病者が病院若しくは診療所に到着し当該病院若しくは診療所に入院するまでの間において救急救命処置を行うことが必要と認められる場合は，この限りでない。」とされている。

（14）あん摩マッサージ指圧師，はり師，きゅう師

「あん摩マッサージ指圧師」「はり師」「きゅう師」は，厚生労働大臣の免許を受け，

それぞれの業務を行う。例外として医師はこれを生業とすることができる（あん摩マッサージ指圧師，はり師，きゅう師等に関する法律第1条，第2条第1項）。

制限・禁止事項として，以下のものがある（同法第4条〜第7条）。

①外科的手術または薬品を投与し，もしくはその指示をしてはならない。

②あん摩マッサージ指圧師は，医師の同意を得ていない場合に，脱臼または骨折に対する施術をしてはならない。

③はり師は，器具，手指および局所の消毒をしなければならない。

④所定の事項以外の広告をしてはならない。

（15）柔道整復師

柔道整復師（judo therapist, bonesetter：BS）は，業務として柔道整復を行うことができる国家資格者である。柔道整復師法第2条第1項で「厚生労働大臣の免許を受けて，柔道整復を業とする者をいう。」と規定されている。柔道整復師は日本でのみ認められている日本固有の国家資格である。日本で業務として柔道整復を行うことができるのは医師と柔道整復師に限られている。

柔道整復師は，外傷によるけが（捻挫，打撲，挫傷，脱臼，骨折など）を治癒させる施術を行うことができる。ただし，脱臼・骨折の施術は，医師の同意がなければできない（応急手当を除く）。

柔道整復師による施術が受けられるのが「接骨院」や「整骨院」である。ここでの施術には医療保険や自動車損害賠償責任保険（自賠責保険），労働者災害補償保険（労災保険）が適用されるが，当然ながら前述の認可業務に限られる。

（16）管理栄養士，栄養士

管理栄養士（registered dietitian）とは栄養士法において，「厚生労働大臣の免許を受けて，管理栄養士の名称を用いて，傷病者に対する療養のため必要な栄養の指導，個人の身体の状況，栄養状態等に応じた高度の専門的知識及び技術を要する健康の保持増進のための栄養の指導並びに特定多数人に対して継続的に食事を供給する施設における利用者の身体の状況，栄養状態，利用の状況等に応じた特別の配慮を必要とする給食管理及びこれらの施設に対する栄養改善上必要な指導等を行うことを業とする者をいう。」（第1条第2項）と規定されている。管理栄養士の免許は，栄養士免許を得た後に一定期間栄養の指導に従事した者（栄養士養成施設の在学期間＋実務経験の合

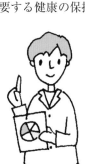

計が5年），または管理栄養士養成施設を修了して栄養士免許を得た者（4年制の大学，専門学校。実務経験不要で，卒業後即受験可能）が，厚生労働省の実施する管理栄養士国家試験に合格した者に対して，厚生労働大臣により与えられる。

栄養士（dietitian, nutritionist）とは栄養士法において，「都道府県知事の免許を受けて，栄養士の名称を用いて栄養の指導に従事することを業とする者をいう。」（第1条第1項）と規定されている。栄養士の免許は，栄養士養成施設（2年制，3年制，4年制がある。短期大学，専門学校，大学など）において2年以上栄養士として必要な知識および技能を修得した者に対して，都道府県知事により与えられる。

病院の栄養給食部門は，組織医療の一環として集団給食を提供することにある。一般の集団給食とは異なり，患者という特殊な集団を対象とし，食事療法を通して治療チームに参画することが求められる。食事療法とは，代謝異常，消化吸収機構の異常，消化管の病変などに対して，栄養の質と量を検討し，食品の選択や調理の工夫を通して患者の病態に合った適切な食事を提供することである。これらの業務を実施するために必要とされる資格が管理栄養士および栄養士である。

（17）社会福祉士，介護福祉士

社会福祉士（certified social worker）とは社会福祉士及び介護福祉士法において，「社会福祉士の名称を用いて，専門的知識及び技術をもつて，身体上若しくは精神上の障害があること又は環境上の理由により日常生活を営むのに支障がある者の福祉に関する相談に応じ，助言，指導，福祉サービスを提供する者又は医師その他の保健医療サービスを提供する者その他の関係者との連絡及び調整その他の援助を行うことを業とする者をいう。」（第2条第1項）と規定されている。

業務独占ではなく名称独占資格のため，無資格者でも医療ソーシャルワーカーを業とすることは可能であるが，社会保障制度の複雑化により，有資格者を求める傾向あるいは無資格者には資格取得を求める傾向が出てきた。一定の科目を履修した後に得られる国家試験受験資格を得て，国家試験に合格することが必要である。似た資格として「社会福祉主事任用資格」があるが，資格区分としては任用資格であり，国家資格ではない。

介護福祉士（certified care worker）とは社会福祉士及び介護福祉士法において，「介護福祉士の名称を用いて，専門的知識及び技術をもつて，身体上又は精神上の障害があることにより日常生活を営むのに支障がある者につき心身の状況に応じた介護を行い，並びにその者及びその介護者に対して介護に関する指導を行うことを業とする者をいう。」（第2条第2項）と規定されている。

介護福祉士の職場としては，特別養護老人ホーム，デイケアセンターや障害福祉サービス事業所，その他の社会福祉施設が挙げられる。また，在宅で生活している要介護者の自宅に通って援助する訪問介護員（ホームヘルパー）にも介護福祉士資格は有用である。

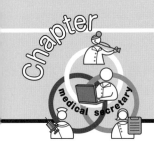

5 医療保障制度

日本の医療保険制度の成り立ち ①

　日本の医療保険制度は，第一次世界大戦後の 1922（大正 11）年に制定された健康保険法により，労働者（被用者）を対象として発足した。戦後の経済成長とそれに伴う資本主義体制の確立の下で必然的に発生する貧富の差の拡大，経済不況による失業者の増大等々の問題を少しでも解消するため，労働者の生活安全対策として社会保険の必要性が高まり，労働者を対象に健康保険制度の充実が望まれたという背景がある。

　さらに，1929（昭和 4）年に始まった世界恐慌は，日本の国民生活も非常に不安な状態にし，その対策として国民健康保険制度を 1938（昭和 13）年に発足させた。同制度は，被用者以外（農業・漁業従事者，自営業者）を対象として発足した。この制度は，第二次世界大戦中は相当の普及をみたが，戦後，財政事情の悪化に伴い多くの市町村で休廃止され，1955（昭和 30）年ころには，農業，自営業などに従事する人々や零細企業従業員を中心に，国民の約 3 分の 1 に当たる約 3,000 万人が医療保険の適用を受けない無保険者となってしまった。このような状況の下，一般地域住民に対する医療保険制度を整備し，全国民の生活を保障することを目的として，国民健康保険制度が強化され，国民年金制度が発足したことにより，1961（昭和 36）年に国民皆保険・国民皆年金が実現した。

　現在の医療保険は，被用者を対象とする被用者保険と自営業者等を対象とする国民健康保険に大別される。また，企業では，健康保険と厚生年金保険の 2 つを合わせて「社会保険」とよぶことがある。

　公的年金制度に関しては，明治時代から，官吏や軍人に対する恩給制度，官業労働者に対する退職年金制度があったが，民間の労働者に対する公的年金制度はなかった。第二次世界大戦下の 1941（昭和 16）年に発足した船員保険の年金制度，翌 1942（昭和 17）年に発足した労働者年金保険制度が，民間労働者を対象とする最初の年金制度である。労働者年金保険は 1944（昭和 19）年に「厚生年金保険」に改称された。

　1985（昭和 60）年には，高齢化社会においても安定した年金制度を樹立するための抜本的改革が行われ，国民年金は国民共通の基礎年金をベースとする制度に改められた。

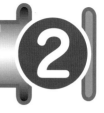

健康保険法

1 健康保険の保険者（運営主体）

健康保険の保険者（運営主体）には，以下の2つがある。

- 組合管掌健康保険（組合健保）：企業や企業グループ（単一組合），同種同業の企業（総合組合），一部の地方自治体（都市健保）で構成される健康保険組合が運営するもの。2021（令和3）年4月1日現在，1,387の健康保険組合が存在する。
- 全国健康保険協会管掌健康保険（協会けんぽ）：健康保険組合をもたない企業の従業員で構成される。2008（平成20）年9月までは社会保険庁が政府管掌健康保険（政管健保）として運営していたが，同年10月より全国健康保険協会が運営している。

2 適用事業所

健康保険への加入は企業単位ではなく，事業所（本社，支社，工場など）単位で行われる。さらに，加入が義務づけられている強制適用事業所と，厚生労働大臣の認可を受けて加入する適用事業所がある（表5-1）。

協会けんぽの場合，基本的には事業所単位で適用されており，組合健保の場合は法人（企業）一括の単位で適用されている。

3 被保険者

事業所が健康保険の適用を受けた場合，法人から労働の対償として報酬を受け取っていれば，法人の役員も含むすべての被用者(一般の従業員)は原則として被保険者となる。

短時間就労者（パートタイマー）として使用される者の加入については，身分関係で

表5-1　強制適用事業所と適用事業所

強制適用事業所	適用事業所
・法人事業所。 ・個人事業所のうち，飲食業・サービス業・農林漁業等を除く一般の事業所で従業員が5人以上の事業所。	・個人事業所のうち，飲食業・サービス業・農林漁業等の事業所。 ・個人事業所のうち，飲食業・サービス業・農林漁業等を除く一般の事業所で従業員が5人未満の事業所。

表5－2　短時間就労者（パートタイマー）の健康保険への加入要件　　〈2022（令和4）年10月施行〉

• 勤務時間および日数が，その企業で働く職員の4分の3以上であること。

　ただし，職員101名以上（厚生年金保険の被保険者数）の企業で働く場合，以下の条件を満たす場合は，健保の加入要件を満たす。
1) 週の所定労働時間が20時間以上であること。
2) 賃金月額が月8.8万円以上（年収約106万円以上）であること。
3) 2カ月以上雇用されることが見込まれること。
4) 学生でないこと（※ただし夜間や定時制など，学生でも加入できる場合もある）。

表5－3　日雇特例被保険者の健康保険への加入要件

• 日々雇用される者で1カ月未満の者。
• 2カ月以内の期間を定めて使用される者。
• 季節的業務（4カ月以内）に使用される者。
• 臨時的事業の事業所（6カ月以内）に使用される者。

はなく，常用的使用関係の有無により判断される。具体的な取扱い基準については，表5－2のように定められており，そのいずれにも該当する場合，被保険者となる。

　表5－3に該当する場合は日雇特例被保険者となる。ただし，適用事業所等において引き続き2カ月間に通算して26日以上使用される見込みのないことが明らかであるときとして年金事務所長等の承認を受けた場合はこの限りではない。

　なお，健康保険の加入者は退職後も「任意継続被保険者」として最長2年間は被保険者となることができる。この制度は後項で詳しく記述する。

4 被扶養者

　健康保険の被保険者の収入によって生計を維持する者は，保険者の認定を受けることにより被扶養者としてその健康保険の適用を受けることができる（表5－4）。被扶養者には保険料の負担はなく，また，被扶養者の有無・増減で被保険者の保険料に変動はない。専業主婦や子ども，老親などが想定されていたが，家族や社会環境の変化などにより，その態様は変化している。なお，60歳未満の配偶者は，被扶養者認定と同時に国民年金第3号被保険者になる。

　p.91で概説する国民健康保険には被扶養者の考え方はなく，加入者全員が被保険者になるため，保険料減免制度によって対応している。

表5－4　健康保険の被扶養者として認定される条件

- 被保険者から 3 親等内の親族。
- 年収 130 万円未満（60 歳以上の者などについては年収 180 万円未満）で，被保険者の年収の 1/2 を超えないこと。
- 祖父母・父母・配偶者・子・孫・弟妹以外の者の場合は同一世帯に属していること。
- 祖父母・父母・配偶者・子・孫・弟妹で同居していない場合は被保険者から生活可能な額の仕送りを受けていること。

注）• ここでいう年収とは，給与，年金，恩給，不動産収入など，定期的な収入である。
　　• ここでいう給与とは，勤労の対価として支払われているものすべてが対象であり，諸手当・交通費込み，税引前の額である（被保険者の保険料算定における報酬と同様）。
　　• 相続による一時的な収入などは収入条件の判定から除外される。
　　• 原則として国内に居住していること等が追加される（例外あり）〈2020（令和 2）年 4 月 1 日施行〉

5 給付内容

　　給付内容は被保険者と被扶養者により異なる（表 5 - 5）。

　　なお，療養の給付等の自己負担金が著しく高額になる場合には，高額療養費支給制度の適用を受ける。

6 保険料

　　健康保険は，厚生年金保険料と同様，事業主と被保険者とで保険料を負担（折半負担）する。一般に組合健保は，協会けんぽに比べ保険料率が低い組合が多い。

　　協会けんぽは，政府管掌健康保険が 2008（平成 20）年 10 月より全国健康保険協会に移管されたことに伴い，全国一律だった保険料率も医療費に応じて各都道府県別に決定することとなった。実際には 2009（平成 21）年 9 月より各都道府県別の保険料率となり，8.26％（北海道）〜 8.15％（長野県）と定められた。さらにその半年後の 2010（平成 22）年 3 月には全国平均で 1.14％の大幅な保険料率引き上げが行われ，9.42％（北海道）〜 9.26％（長野県）となり，その後も毎年 3 月に保険料率の引き上げが続いている。

　　保険料は被保険者の標準報酬月額*および標準賞与額*に保険料率を乗ずることにより計算される。

**　　保険料額＝標準報酬月額×保険料率**

　　なお，健康保険法で，報酬とは「賃金，給料，俸給，手当，賞与その他いかなる名称であるかを問わず，労働者が，労働の対価として受けるすべてのものをいう。ただし，臨時に受けるもの及び三月を超える期間ごとに受けるものは，この限りでない。」（第 3 条第 5 項）とされる。したがって，報酬には通勤交通費も含まれ，給与所得が同額の場合，通勤交通費が高いほど保険料が上がり，実質の手取りが減少する。

　　　　＊標準報酬月額：被保険者の報酬月額に基づき，標準報酬月額等級表の等級区分

表5－5　健康保険給付の種類と内容

	種　類	内　容
被保険者	・療養の給付	
	・入院時食事療養費の支給	
	・入院時生活療養費の支給	
	・保険外併用療養費の支給	保険医療機関などで評価療養や選定療養を受けた場合（混合診療が例外的に認められる場合）に支給。
	・療養費の支給	被保険者証を保険医療機関などに提示できないなど保険診療を受けられない場合に，上記の給付に代えて支給を受けられる制度。
	・訪問看護療養費の支給	
	・移送費の支給	
	・傷病手当金の支給	療養のため労務に服することができない場合の所得保障として，1日につき「支給開始日以前の継続した12か月間の各月の標準報酬月額を平均した額」を30で除した額の3分の2に相当する金額を支給。
	・埋葬料の支給	死亡時に5万円を支給〔身寄りのない者の死亡時には，「埋葬費」として，5万円の範囲内で埋葬に要した実費が埋葬を執り行った者（入院患者が死亡の場合は病院長がその任に当たる）に対して支給される〕。
	・出産育児一時金の支給	妊娠85日以降の出産時（早産，死産，流産または人工妊娠中絶を含む）に1児につき42万円を支給（産科医療補償制度未加入医療機関等で出産した場合は40万4,000円を支給）。海外出産も対象となる。
	・出産手当金の支給	出産のため労務に服することができない場合の所得保障として出産日（または出産予定日）の42日前（多胎妊娠の場合は98日前）から出産後56日の期間1日につき傷病手当金と同額を支給。
被扶養者	・家族療養費の支給	療養の給付，入院時食事療養費，入院時生活療養費，保険外併用療養費および療養費の支給。
	・家族訪問看護療養費の支給	
	・家族移送費の支給	
	・家族埋葬料の支給	死亡時に被保険者に対して5万円を支給。
	・家族出産育児一時金の支給	出産育児一時金と同様の金額を支給。
高額療養費支給制度	・療養の給付等の自己負担金が著しく高額になる場合に支給。	

によって定められる〔2016（平成28）年4月改定：5万8,000円～139万円の50等級〕。

＊**標準賞与額**：被保険者の賞与（ボーナスなどで3カ月を超える期間ごとに支給されるもの）に基づき，1,000円未満の端数を切り捨てて決定する（上限額あり）。（すべてを報酬として扱う一方，上限額を設定し，賞与額が年度累計額573万円（2016年改定）を超えた場合は，超過分について保険料賦課の対象にならない。全給与が賞与として支払われる場合は，年度累計額が573万円を超過した部分については保険料賦課の対象とならない）。

7 保険診療

　健康保険を利用して医療を受ける「保険診療」は，被保険者が保険者から発行された被保険者証を保険医療機関に提示し，保険医である医師や歯科医師によって行われる。あん摩マッサージ指圧師，はり師，きゅう師は医師の同意書により行うことが可能となる。

　保険診療は，診療の対価すなわち「診療報酬」が定められている。保険診療を受ける被保険者は診療報酬の一部を保険医療機関に支払い，残りの診療報酬は保険者から保険医療機関へ支払われる（図5-1）。このとき保険医療機関が保険者に請求する診療報酬明細書を「レセプト」とよぶ。

8 労働災害や交通事故の場合

　労働者災害補償保険（労災保険）の対象となる業務上・通勤途上の疾病や負傷については，健康保険は適用されない。必ず労災保険からの給付（治療のみならず休業補償等も）を受けなければならない。健康保険・労災保険のいずれかの制度を選択する余地はない。そのため，労災であるのに健康保険で給付を受けると，いわゆる「労災隠し」となり処罰の対象となるので絶対に避けなければならない。

　交通事故の場合は，労働災害等に該当しない限りは健康保険の対象になる。この場合，加害者がある場合は保険者に対して「第三者行為による傷病届」を遅滞なく提出しなくてはならない。

　交通事故が自身のみの単独事故ではなく相手がある場合には，レセプトに「第三者行為」であることを記載しなければならない。この記載がないと，保険者は負担した医療費を交通事故の過失割合に応じて，加害者に請求することができない。また，勝手に示談などを行ってしまうと健康保険からの給付を受けられなくなる場合がある。事前に保険者へ連絡をすることが必要である。

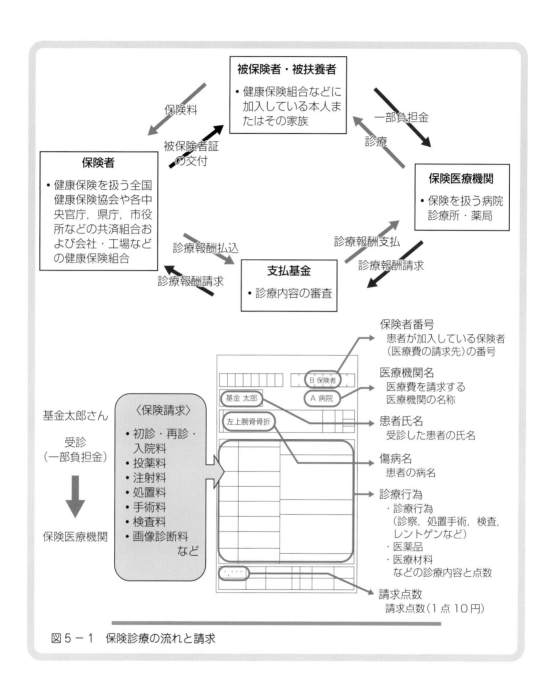

図5－1　保険診療の流れと請求

9 鍼灸治療と健康保険

　健康保険による医療給付には，鍼・灸・マッサージも含まれる。これらの場合，支払いの原則は，鍼灸院，接骨院などにおいて被保険者が療養費全額をいったん負担した後，自己負担分を除いた額を保険者に請求すること（償還払い）となる。しかし，利用者の

利便性のため，慣例として鍼灸院による代理請求（受領委任）が認められており，利用形態としては，保険医療機関における一般の診療と同様に利用者が自己負担分を支払う形になる。

また，この受領委任払いに関しては，神経痛・リウマチ・腰痛・頸肩腕症候群または頸椎捻挫などの適応疾患である旨の診断結果を記載した「療養費同意書」を医師が交付することが必要であり，これにより保険者からの療養費の支払いが行われる。

10 退職後の健康保険

被保険者資格を喪失する前日までに継続して2カ月以上*，同一保険者の健康保険への加入期間を有する者は，退職の翌日から20日以内に住所地を管轄する全国健康保険協会の支部や加入していた健康保険組合に申請することによって最高2年間引き続き健康保険に加入することができる（「任意継続被保険者」とよばれる）。また，家族なども被扶養者として加入でき，要件は基本的に在職中の被扶養者認定の場合と同様である。

> **＊継続して2カ月以上**：同一保険者であることが原則であるが，加入していた健康保険組合が解散した場合には，保険者が自動的に全国健康保険協会に引き継がれるので「解散前後合わせて継続して2カ月以上」ということになる。

なお，任意継続の保険料については，事業主が負担していた分も被保険者が負担することとなるため，退職前に給与から天引きされていた金額の約2倍になる（ただし，徴収する保険料の上限を設定している保険者もある）。解雇や倒産など，離職の理由によっては国民健康保険の特例対象被保険者に該当し，国民健康保険のほうが保険料（税）が安くなることがある。

保険料の支払いについては，毎月一定日を納付期限として金融機関へ振り込むこととなる。未納の場合，その翌日から資格喪失となる。資格喪失する条件としては，それ以外に，死亡・再就職がある。被扶養者としてほかの保険に加入したり，国民健康保険の保険料がより安いことを理由に切り替えることはできない。納付後，同月内に健康保険〔協会けんぽ，共済組合，健保組合，国民健康保険組合（厚生年金適用事業所に限る）〕の被保険者となった場合には，資格取得月を除いて後日還付される。

上記のほか，「特例退職被保険者」制度を設けている健康保険組合がある。厚生年金受給権がある者で，被保険者期間が20年以上または40歳以降10年以上ある者が満75歳まで継続加入できる。特例退職被保険者の保険料は全員同一で，「前年9月末の現役被保険者の標準報酬月額の平均の半分」などをもとに算出される。任意性の保険であるため，保険料納付や資格喪失などに関しては任意継続被保険者と共通である。ただし，この制度をもつ健康保険組合は全国約1,400組合のうち70弱の比較的大規模な組合だけである。現役世代を圧迫するとして廃止または廃止の検討をしている組合が出てきている。

その他の医療保険制度 ③

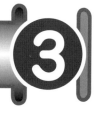

1 船員保険

　船舶の船員を被保険者とする。健康保険部分と労災保険の船員独自給付部分。かつては政府管掌で社会保険庁が運営していたが，2010（平成22）年1月1日からは全国健康保険協会（船員保険部）が運営している。

2 共済組合

　国家・地方公務員，一部の独立行政法人職員，日本郵政グループ社員，私立学校の教職員を被保険者とする。

3 自衛官診療証

　自衛官（予備自衛官などおよび防衛大学校学生を含む）などにおいて公費で診療を受給される者への保険給付であり，防衛省が管轄している。

4 国民健康保険

　すべての個人事業主，協会けんぽの任意適用事業所とする認可を受けていない個人事業主の従業員，無職者（任意継続被保険者と高齢者医療確保法（p.113参照）に該当する者および生活保護を受けている者を除く）が加入する。

- 国民健康保険（国保）：都道府県が当該都道府県内の市町村および特別区とともに運営する。
- 国民健康保険組合：自営業であっても同種同業の者が連合して，国民健康保険組合をつくることが法律上認められている。

　国民健康保険は被保険者の払う保険料のほか，国庫支出金，都道府県支出金，組合保険からの拠出金などで賄なわれている。年齢構成的に高齢者が多いため，保険料（保険税）は高く，市区町村によって差がある。

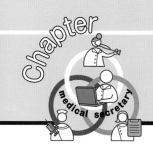

6 保険診療と自由診療

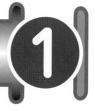

保険診療と診療報酬制度 ①

1 保険診療とは

　被保険者が保険者から発行された被保険者証（健康保険証）を保険医療機関などに提示し，保険医に指定された医師や歯科医師によって医療がなされることを「保険診療」という。

　そして，保険診療料（診療報酬）は，「診療報酬点数表」で定められている。保険診療を受ける被保険者は診療報酬の一部を保険医療機関に支払い，残りの診療報酬は保険者から保険医療機関へ支払われることとなる。

2 診療報酬制度とは

　前述のように，診療報酬は，保険診療の際に提供される医療行為などの対価として計算される報酬である。「診療報酬点数表」に基づいて計算され，その名のとおり点数で表わされる。

　診療報酬すなわち医業収入には，医師（または歯科医師）や看護師，その他の医療従事者の医療行為に対する対価である技術料，薬剤師の調剤行為に対する調剤技術料，処方された薬剤の薬剤料，使用された医療材料料，検査料，画像診断料，リハビリテーション料などが含まれる。

　保険医療機関は，診療内容などに基づき，診療報酬明細書（レセプトとよばれる。金額ではなく点数で明記される）を作成し医療保険を請求する。診療報酬点数は1点＝10円である。診療報酬点数には医科・歯科・調剤の3つがあり，そのほかに急性期病院で用いる診断群分類点数（DPC点数表）もある。診療報酬は，中央社会保険医療協議会の諮問を受けて厚生労働大臣により決定される。改定は原則として2年に一度行われるが，小規模の改定はそれより頻繁に行われている。

　なお，2006（平成18）年4月からは，保険医療機関が「医療費の内容のわかる領収証」を無償で交付することになっており，患者はこの領収証を見て，診療報酬区分ごとの点数などを知ることができる。

診療報酬明細書は，社会保険診療報酬支払基金または国民健康保険団体連合会の第三者機関を経て保険者に提出される。第三者機関と保険者は，医療内容や点数算定について審査・査定（請求診療報酬の増減）を行い，不備などがあるときには，保険医療機関に診療報酬明細が差し戻されることとなる（これを返戻という）。

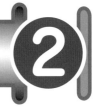

公費負担医療制度 ②

　公費負担医療制度は，国民の福祉や公衆衛生の観点から，国または地方自治体が特定の対象者に対して公費による医療に関する給付を行う制度である。医療保険制度とともに医療保障制度を担うものといえる。

　全額が公費負担のものと，医療保険制度が優先され，その自己負担分のみに対して公費負担が適用されるものなどもある。国と地方自治体の公費負担割合も制度ごとに異なっている。また，名称・対象者・認定基準・窓口負担方法・負担金額，実施の有無などが自治体により異なっている（表6－1）。

表6－1　公費負担医療制度の種類

制　度	法別番号	給付内容	医療保険との関係
戦傷病者特別援護法	13（療養の給付）14（更生医療）	健康保険とほぼ同じ。療養の給付（10条），更生医療（20条）。他に療養給付・補装具の支給，国立保養所の収容など。	公務上と認定された傷病については全額公費，それ以外は医療保険適用。
原子爆弾被爆者に対する援護に関する法律	18（認定疾病）19（一般疾病）	健康保険と同じ。認定疾病医療（10条），一般疾病医療（18条）。ほかに，健康診断の実施。各種手当の支給など。	認定疾病は全額負担。一般疾病は医療保険の自己負担分に公費適用。
感染症の予防及び感染症の患者に対する医療に関する法律	28（一類感染症等）29（新感染症）	感染症，一・二類感染症に対する入院医療（指定医療機関）（37条）。	新感染症は全額公費負担が原則。一・二類感染症は保険給付優先，三・四・五類感染症は医療保険のみ適用。
	10（適正医療）11（命令入所）	結核患者の適正医療（37条の2）。結核患者の入院（37条）。	適正医療：公費負担95/100，保険給付優先，残りを公費。結核患者の入院：全額公費負担，保険給付優先，所得に応じ費用徴収。
心神喪失等の状態で重大な他害行為を行った者の医療及び観察等に関する法律	30	「医療観察診療報酬点数表」により算定。そこに定めのないものは，健康保険と同じ。	
精神保健及び精神障害者福祉に関する法律	20（精29）	健康保険と同じ。措置入院（29条）。他に，医療保護入院，応急入院，任意入院など。	措置入院：全額公費負担，保険給付優先，所得に応じ費用徴収。

制　度	法別番号	給付内容	医療保険との関係
障害者総合支援法	21（精神通院） 15（更生医療） 16（育成医療） 24（介護医療）	政令第1条の2に定める自立支援医療：育成医療・更生医療・精神通院医療（5条）。 療養介護医療（70条）。 基準該当療養介護医療（71条）。	保険優先，自己負担は医療費の1割だが，所得に応じた負担上限月額がある。
麻薬及び向精神薬取締法	22	健康保険と同じ。 入院措置（58条の8）。	全額公費，保険給付優先，所得に応じ費用徴収。
児童福祉法	17（療育の給付） 79（施設医療） 52（小児慢性） 53（措置）	健康保険と同じ。療養の給付（20条），障害児施設医療（24条の20），小児慢性特定疾病医療支援（21条の5），措置等に係る医療の給付。	保険優先，自己負担分に公費適用，保護者の所得に応じた負担あり。
母子保健法	23（養育医療）	保健指導（10条），健康診査（12条），養育医療（未熟児）（20条）に公費適用。 ほかに母子健康手帳など。	保険優先（12条，20条），自己負担分を都道府県または市町村が負担。
特定疾患治療研究事業等	51	健康保険と同じ。治療研究機関1年，必要に応じ更新。	保険優先，自己負担分に公費適用，限度額内における自己負担あり（重症患者などは全額公費負担，軽快者は公費負担対象外）。
肝炎治療特別促進事業	38	対象患者の治療のための初・再診料，検査料，薬剤料，入院料など。有効期間は原則1年。	保険優先，市町村民税額に応じた自己負担あり。
石綿による健康被害の救済に関する法律	66	健康保険と同じ。 健康被害に係る医療費の給付（4条）。	保険優先，自己負担分に公費適用。
公害健康被害の補償等に関する法律	—	療養の給付，障害補償費，遺族補償費，遺族補償一時金，児童補償手当，療養手当，葬祭料。	認定疾病は全額公費負担。
予防接種法	—	健康被害の給付（12条）。	医療保険による償還払い。
中国残留邦人等の円滑な帰国の促進並びに永住帰国した中国残留邦人等及び特定配偶者の自立の支援に関する法律	25（医療支援給付・介護支援給付）	健康保険と同じ。	生活保護法による医療扶助と同様である。
生活保護法	12（生保）	健康保険と同じ。医療扶助（15条）。ほかに，生活扶助，教育扶助，住宅扶助など。	医療保険，公費適用の残りを生保で。ただし，生保受給と同時に国保の資格を失う。
難病の患者に対する医療等に関する法律	54（指定難病医療費助成制度）	健康保険と同じ。対象疾患とそれに直接起因する症状に対する治療は公費負担の対象となるが，関連性のない疾患に対する治療は公費負担の対象とはならない。	保険優先，自己負担は医療費の2割だが，所得に応じた負担上限月額がある。

　2013年4月より「障害者自立支援法」が改正され，「障害者総合支援法」となった（正式名「障害者の日常生活及び社会生活を総合的に支援するための法律」）。「地域社会における共生の実現に向けた新たな障害保健福祉施策を講ずるための関係法律の整備に関する法律」による改正であり，難病等を患っている者も障害福祉サービス等の対象となる。

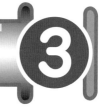

自由診療・混合診療と 保険外併用療養費

1 自由診療とは

　自由診療とは，医療保険が適用されない診療のことである。診療費用は患者が全額を自己負担することとなる。患者と医療機関との間での個別の契約に従って行われるものであり，診療内容や診療費用に法的な制限はないが，当然のことながら，医療法や医師法による規定には従わなくてはならない。

2 混合診療とは

　混合診療とは，患者が受ける疾患に対する一連の診療行為のなかで，保険診療と自由診療を混在させる診療のことで，日本では現在，原則として認められていない。しかし，たとえばある疾患の治療で通院（保険診療での通院）した際に，同時にインフルエンザの予防接種（保険適用外の医療で自由診療となる）を行うなど，現在行われている保険診療の内容と関係のない自由診療を同時に行うことは認められている。

3 保険外併用療養費とは

　保険外併用療養費は，「評価療養」，「選定療養」または「患者申出療養」を受けたときに支給される（表6－2）。先進医療は厚生労働大臣によって評価療養に定められている。先進医療では，高度な医療技術に関する費用は患者が全額負担し，入院基本料などの基本部分（療養の給付）の費用に関しては「保険外併用療養費」として医療保険で

表6－2　評価療養・選定療養・患者申出療養の種類

評価療養	選定療養
1．先進医療 2．医薬品，医療機器，再生医療等製品の治験に係る診療 3．薬機法承認後で保険収載前の医薬品，医療機器，再生医療等製品の使用 4．薬価基準収載医薬品の適応外使用 5．保険適用医療機器，再生医療等製品の適応外使用	1．特別の療養環境（差額ベッド） 2．歯科の金合金等 3．金属床総義歯 4．予約診療 5．時間外診療 6．大病院の初診 7．大病院の再診 8．小児う蝕の指導管理 9．180日以上の入院 10．制限回数を超える医療行為
患者申出療養	

給付されるという，いわば「混合診療」が認められている。

　なお，保険外併用療養費については，以下のような取り扱いが定められている。

①医療機関における掲示：この制度を取り扱う医療機関は，院内の患者の見やすい
　場所に，評価療養，選定療養，または患者申出療養の内容と費用などについて掲
　示をし，患者が選択しやすいようにすること。
②患者の同意：保険医療機関は，事前に治療内容や負担金額などを患者に説明し，
　同意を得ることになっている。患者側でも，評価療養，選定療養，または患者申出
　療養についての説明をよく聞くなどして，内容について納得したうえで同意するこ
　とが必要である。
③領収証の発行：評価療養，選定療養，または患者申出療養を受けた際の各費用に
　ついては，保険診療分とは別に領収証を発行することとなっている。

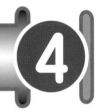

混合診療とその問題点 ④

　前述のように，混合診療とは保険診療と保険外診療（自由診療）を併用し実施するこ
とであるが，保険診療では保険外診療（自由診療）を併用することは原則として禁止さ
れている。

　医療保険が適用される診療内容にそれ以外の保険外診療が加わった場合には，制度上
からは，保険外診療分に加えて，本来は健康保険からの給付対象分を含めた医療費支払
いの全額が患者の自己負担となる。

　混合診療については，現在，解禁賛成・解禁反対の意見の対立がある。この問題につ
いては，2004（平成16）年12月15日に，厚生労働大臣と規制改革担当大臣とが合意
した「いわゆる『混合診療』問題に係る基本的合意」として文書化されており，「いわ
ゆる『混合診療』問題について」という解説も添えられている。そこでは，いわゆる混
合診療で注目される保険外診療が次の3つに分類されている。

①日本国内未承認薬の使用（諸外国では承認されているが日本では承認が遅れてい
　るといった，いわゆる「ドラッグ・ラグ」）の場合。
②先進医療（医学会などでは有効性が確認されているが，医療保険には未収載の医
　療）の場合。
③制限回数を超える医療行為（腫瘍マーカー，ピロリ菌除去など）の場合。

　表6-3に，混合診療解禁反対・賛成両派の意見の概要を示した。

表 6 - 3　混合診療解禁についての反対意見・賛成意見

論　点	反対意見	賛成意見
①「保険医療機関及び保険医療養担当規則」第18条の規定	・「保険医療機関及び保険医療養担当規則」第18条の「保険医は，特殊な療法又は新しい療法等については，厚生労働大臣の定めるもののほか行つてはならない。」という規定。	・保険医が行う保険外診療は原則禁止されているが，保険医以外の医師が行う保険外診療は禁止する法的根拠がない。 ・つまり患者としては，保険医療機関で保険診療を受けながらの別の自由診療機関で保険外診療を受けることで，保険外診療も受けながら保険医療機関における保険診療により健康保険からの給付を受ける形を取ることで混合診療を受けるときと同様の恩恵を受けることが可能であり，現状の禁止は意味をなさない。
②所得による医療格差が生じる可能性	・所得による医療格差が生じるのではないか。 ・金持ち優遇の医療となり，公正な医療の提供に問題とならないか。	・患者がこれまで全額自己負担しなければならなかった高額な高度・先端的医療が，医療保険により受けられるようになる。 ・金持ち優遇どころか，むしろ逆に，受診機会を拡大し，国民間の所得格差に基づく不公平感は少なくなる。
③現在医療保険の対象となっている診療が保険外となる可能性	・現在医療保険の対象となっている診療が保険外となる可能性を否定できない。 ・保険給付の範囲が縮小され，医療保険では必要な医療まで受けられなくなる危険性がある。 ・患者の選択肢を広げるどころか，逆に選択の幅が狭まることになる。	・主要な医療は，速やかに保険収載することを条件に混合診療を解禁することには大きなメリットがある。 ・医療保険は，国民の支払う保険料と公的負担を財源として給付されるものであり，どの範囲の医療を保険の対象とするかの問題は，保険に関する政策の在り方として混合診療の問題とは別に決定すべきである。 ・したがって，国民が負担能力に関係なく適切な医療を受けられる「社会保障として必要十分な医療」は保険診療として従来どおり確保しつつ，いわゆる「混合診療」を解禁することは十分可能である。
④有効性や安全性などに問題のある医療行為が蔓延する可能性	・混合診療を解禁すると，有効性や安全性などに問題のある医療行為がはびこるのではないか。	・自由診療が容認されている現状において，混合診療に限って患者負担の増大や有効性，安全性を問題にすることは理解に苦しむ。 ・「有効性や安全性の担保されていない療法が蔓延する」という点は，「誰がそのような療法を行うのか」という点が問題であり，そのような裏づけのない危険かつ有害な治療を行う医師の取締りこそが，保険診療・保険外診療・混合診療のいずれかを問わず，本来求められる。
⑤混合診療を解禁するのではなく，現在，保険対象となっていない医療を保険適用させれば済むのではないか	・先進医療は，有効性や普遍性が認められるものは，すべて保険適用するのが筋である。そして，より多くの患者が高度の医療を医療保険で受けられるようにするべきである。 ・薬の成分，作用から他の病気にも有効であり，安全性も客観的に証明されるものであれば，速やかに医療保険で他の病気にも使えるようにするのが筋である。そうすれば，多くの患者が助かるはずである。	・現行の保険外併用療養費制度の下で医療技術および医療機関ごとに個別に承認し，保険診療と併用した場合にその基礎部分（初・再診料，入院医療など）に保険給付する方法では，手続きも煩瑣で時間がかかり，患者の多様なニーズへの迅速な対応や医療現場の創意工夫，医療技術の向上を促すには不十分である。 ・保険外併用療養費制度における先進医療の「承認手続きの簡素化」は「極めて不十分」であり「その抜本的見直し（審議の迅速化，透明性の確保，利用者志向への転換等）が行われない限り是認し難い」。
⑥日本の保険財政を改善するためにも，混合診療を解禁すべきではないか	・財政難を理由に最新の医療が健康保険に導入されなくなり，費用が負担できる人しか必要な医療が受けられなくなる。 ・混合診療の全面解禁によって，公的医療保険の給付範囲が縮小する懸念がある。	・混合診療解禁により保険外診療が増大する一方で保険診療を削減できる。

2008（平成 20）年 1 月，日本医療政策機構が「日本の医療に関する 2008 年世論調査」を行った。その結果，全体の 78.2％が混合診療解禁に賛成（賛成 33.5％，どちらかといえば賛成 44.7％）であった＊。

> ＊同機構は，この調査について「質問によるバイアス（偏り）を極力排除するため，混合診療の概要に加えて，解禁を求める意見と，これまでどおり禁止を求める双方の意見をバランスよく記載するよう特に配慮した」としている。

　また，「日経メディカルオンライン（NMO）」と「日経ビジネスオンライン（NBO）」が 2010（平成 22）年 6 月に「混合診療を原則解禁すべきか」をオンライン投票で実施した。その結果，日経メディカルオンラインは 59％，日経ビジネスオンラインは 74％が「原則解禁すべき」との意見で，優に過半数以上が混合診療解禁を支持する結果となった。

　日本医療政策機構の調査概要は，「国内で保険対象外の抗がん剤など，生命にかかわる治療に関しては混合診療が保険外併用療養費ですでに認められている事実について説明せず，あたかも禁止されているかのようにみえる質問で特定の結論に誘導する誘導的質問であるがため，このような結果となった」という意見もあり，NMO や NBO の投票も同様ではないかと指摘する声もある。

　それまでの従来の同種調査では混合診療解禁に賛成は 2 割に満たないとするデータもあり，これも見過ごせない結果である。

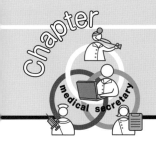

7 現代医療の課題

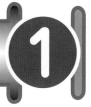

膨張する国民医療費

1 国民医療費

　国民医療費は，当該年度内の医療機関などにおける傷病の治療に要する費用を推計したものである。この額には診療費，調剤費，入院時食事療養費，訪問看護療養費のほかに，健康保険などで支給される移送費などを含んでいる。

　国民医療費の範囲は傷病の治療費に限っているため，以下の費用は含んでいない（表7−1）。また，患者が負担する入院室料差額分，歯科差額分などの費用は計上していない。

- 正常な妊娠や分娩などに要する費用。
- 健康の維持・増進を目的とした健康診断・予防接種などに要する費用。
- 固定した身体障害のために必要とする義眼や義肢などの費用。

　国民医療費は，公費負担制度によって国または地方公共団体の負担する「公費負担医療給付分」と，医療保険制度，労働者災害補償保険（労災保険）などの給付としての「医療保険等給付分」，後期高齢者医療制度による「老人医療給付分」について原則として当該年度内の診療についての支払確定額を用い，医療費の給付に伴う患者の一部負担額と医療費の全額を患者が支払う全額自費については推計し，算出される。

2 国民医療費の現状

　多くの日本国民が将来の公的な社会保障（年金・医療・介護など）に不安を抱いている。公的制度だけでは安心できないため，医療においては多くの人が民間医療保険やがん保険に加入したり貯蓄を増やしたりして，病気やけがをしたときの経済的負担に備えている。公的医療保険制度だけではなぜ不安なのかを，厚生労働省が毎年発表している国民医療費の概況から考えてみよう。

　厚生労働省の「令和元年度国民医療費の概況」によると，2019（令和元）年度の国民医療費は約44兆4,000億円であり，前年度に比べ約9,900億円，2.3％増加した。

　国民1人当たりの医療費は前年度比8,600円増の35万1,800円。65歳未満が約19万2,000円であるのに対し，65歳以上では男性は約81万6,000円，女性は約70万7,000

表 7 - 1 　国民医療費の範囲

		提供されるサービス	
		国民医療費に含まれるもの	国民医療費に含まれないもの
医療提供機関など	病　院 一般診療所 歯科診療所	• 診療費 　医科診療 　　入院・入院外 　歯科診療 • 入院時食事療養費 • 入院時生活療養費	• 正常な妊娠・分娩，産褥の費用 • 不妊治療における生殖補助医療の費用 • 室料差額，歯科材料差額 • 美容整形費 • 集団健診・検診費 • 個別的健診・検診費，人間ドックなど • 短期入所療養介護等介護保険法における 　居宅サービス • 介護療養型医療施設における施設サービス • その他
	介護老人 福祉施設		• 介護保険法における居宅・施設サービス
	訪問看護事業所	• 訪問看護医療費 　訪問看護療養費 　基本利用料	• 介護保険法による訪問看護費 • 基本利用料以外のその他の利用料などの 　費用
	助産所		• 正常な妊娠・分娩，産褥の費用
	薬　局	• 調剤費	• 一般薬（大衆薬）の費用
	あん摩・はり・ きゅうの施術業・ 接骨院など	• 柔道整復師・はり師による治療費 　（医療保険等適用部分）	• 医師の指示以外によるあん摩・マッサー 　ジなど（医療保険等適用外部分）
	その他	• 移送費 　（医療保険等適用部分） • 補装具 　（医療保険等適用部分）	• 間接治療費 　交通費・物品費・補装具・めがね 　など 　（医療保険等適用外部分）

円に達した。国民医療費の国内総生産（GDP）に対する比率は7.93％（前年度7.79％），国民所得（NI）に対する比率は11.06％（同10.79％）となっている。

　表 7 - 2 に2019年度の財源別国民医療費とその構成割合を示す。国民医療費のうち患者負担が 5 兆1,837億円で，全体の11.7％である。健康保険の自己負担割合は 3 割であるが，年齢により 3 割よりも少ない自己負担の人があるからである。

　ほとんどの人は保険料を払っており，表 7 - 2 では被保険者の保険料が12兆4,832億円となっているが，これも治療をする前段階の自己負担であるともいえる。被保険者の負担割合が約28％なので，患者負担と併せると約40％を国民が直接負担していることがわかる。健康保険の自己負担割合が 3 割の人は，実質的に 5 割以上の医療費を直接負担していることとなる。とはいえ，よく考えてみれば，保険料として医療費を負担しているか，税金として医療費を負担しているかの違いだけであるともいえる。

表7－2　2019年度 概況別国民医療費とその構成割合

国民医療費	公　費		保険料		その他	患者負担（再掲）
	16兆9,807億円		21兆9,426億円			
44兆 3,895億円	国　庫	地　方	事業主	被保険者	5兆 4,663億円	5兆 1,837億円
	11兆 2,963億円	5兆 6,844億円	9兆 4,594億円	12兆 4,832億円		
100%	25.4	12.8	21.3	28.1	12.3	11.7

3 国民医療費の推移

　国民医療費と人口1人当たりの国民医療費，その間の国民所得，国民医療費の国民所得に対する比率を表7－3に示した。

　1955（昭和30）年度にはわずか2,388億円であった国民医療費総額が，2019（令和元）年度には44兆3,895億円となっており，この64年間で実に185倍以上に膨れ上がったこととなる。2000（平成12）年度と比べても約1.47倍（14兆2,477億円増）になっている。国民医療費を総人口で割った1人当たりの医療費も，1955年度の約130倍となっている。

表7－3　国民医療費，人口1人当たり国民医療費・国民所得・対国民所得比率の年次推移

年　度	国民医療費 総額（億円）	人口1人当たり 国民医療費（千円）	国民所得（億円）	国民所得に対する比率(%)
1955（昭和30）	2,388	2.7	6兆9,733	3.42
1960（昭和35）	4,095	4.4	13兆4,967	3.03
1965（昭和40）	1兆1,224	11.4	26兆8,270	4.18
1970（昭和45）	2兆4,962	24.1	61兆0,297	4.09
1975（昭和50）	6兆4,779	57.9	123兆9,907	5.22
1980（昭和55）	11兆9,805	102.3	203兆8,787	5.88
1985（昭和60）	16兆0,159	132.3	260兆5,599	6.15
1990（平成　2）	20兆6,074	166.7	346兆8,929	5.94
1995（平成　7）	26兆9,577	214.7	380兆1,581	7.09
2000（平成12）	30兆1,418	237.5	390兆1,638	7.73
2005（平成17）	33兆1,289	259.3	388兆1,164	8.54
2010（平成22）	37兆4,202	292.2	364兆6,882	10.26
2015（平成27）	42兆3,644	333.3	392兆6,293	10.79
2019（令和 元）	44兆3,895	351.8	401兆2,870	11.06

注：2000年4月から介護保険制度が開始されたことに伴い，従来国民医療費となっていた費用のうち介護保険の費用に移行したものがあるが，これらは2000年度以降，国民医療費に含まれていない。

バブル経済崩壊後の時代は「失われた10年」「失われた20年」とよく言われているが，経済が停滞していても国民医療費はどんどん増え続けている。一方で国民所得は10年前と比べて増えていない。その結果，所得に対する医療費の割合は11.06％にまで上昇していることとなる。

　所得の1割が医療費だけに消えている状況なのである。国民医療費に含まれていない先進医療や予防接種，分娩，不妊治療なども入れるとさらに比率は高くなる。2000年度に伸びが停滞しているのは，この年に公的介護保険がスタートしており，介護部分がそちらに移ったからにほかならない。自己負担率のアップ，後期高齢者医療制度の導入などを実施し，政府も手をこまねいていたわけではないが，このように毎年1兆円近くの国民医療費が増加しているのが現状である。

4 調剤医療費（調剤報酬）の増加

　国民医療費を診療種類別に分けて，2019年度までの28年分をまとめたものが表7－4である。入院医療費や調剤医療費（調剤報酬）などを確認することができる。

　2019年度の国民医療費に対する診療種類ごとの構成割合は，入院医療費が38.1％，入院外医療費が33.9％，歯科診療医療費が6.8％，調剤医療費が17.7％，ほかに入院時食事・生活療養費が1.8％，訪問看護医療費が0.6％となっている。

　特徴的なのは，ほかの診療種類に比べて調剤医療費の伸びの大きさである。1991（平成3）年度には国民医療費全体の2.8％（6,104億円）しかなかったのが，2001（平成13）年度に10％を超え，2019年度には17.7％（7兆8,411億円）にまで膨らんでいる。この28年間で，国民医療費全体では22兆5,635億円（約2.03倍）増えているが，そのうち調剤医療費だけで7兆2,337億円も増加している。1991年度と比べて実に約12倍に増加していることとなる。この間に医薬分業が大きく広まったことが，この数値の増加の背景にある。

5 医療費の8割が45歳以上

　国民医療費は増え続けているが，年齢階級を分けてみてみると，医療費にかなり偏りがあることがわかる（表7－5）。

　65歳以上の医療費だけで27兆629億円と全体の6割を超え，45～64歳も含めると8割を超える。人口1人当たりの国民医療費でも44歳までは11万円程度であるが，65歳以上になると平均の倍以上の75万4,200円にもなっている。少子高齢化時代，高齢者の医療抑制も大きな課題となる。

表7－4 診療種別国民医療費（単位：億円）

年 度	一般診療医療費 （入院）	一般診療医療費 （入院外）	歯科診療医療費	調剤医療費
1991（平成 3）	88,493	101,458	21,190	6,104
1995（平成 7）	99,229	119,454	23,837	12,662
2000（平成12）	113,019	124,941	25,569	27,605
2005（平成17）	121,178	128,499	25,766	45,608
2009（平成21）	132,602	134,823	25,587	58,228
2011（平成23）	143,754	134,376	26,757	66,288
2013（平成25）	149,667	137,780	27,368	71,118
2015（平成27）	155,752	144,709	28,294	79,831
2019（令和 元）	168,992	150,591	30,150	78,411

表7－5 2019年度 年齢階級別国民医療費

年齢階級	推計額（億円）	構成割合（%）	人口1人当たり 国民医療費（千円）
総 数	44兆3,895	100	351.8
65歳未満	17兆3,266	39.0	191.9
0〜14歳（再掲）	2兆4,987	5.6	164.3
15〜44歳（再掲）	5兆2,232	11.8	126.0
45〜64歳（再掲）	9兆6,047	21.6	285.8
65歳以上	27兆0,629	61.0	754.2
70歳以上（再掲）	22兆6,953	51.1	835.1
75歳以上（再掲）	17兆2,064	38.8	930.6

6 国民医療費の現実を踏まえた備え

　　国民医療費が増え続け，国民所得に対する比率もすでに10%を超えている。超高齢社会の進展により，医療費の増加傾向は当分続くと予想される。健康保険制度などの社会保障制度を将来にわたって持続させていくには，患者負担や健康保険料を増やすか，医療費の支出を減らす努力が必要となる。

　　国も手をこまねいていたわけではない。医療法改正のたびに病床削減を盛り込み，患者負担割合も段階に応じて上げている。第二次医療法改正にて療養型病床群を創設し，第三次医療法改正ではその適用範囲を有床診療所へも拡大し，その後，療養病床として病床の種別の一つとしたにもかかわらず，2006（平成18）年5月には38万床まで増加してしまった療養病床を15万床にまで削減すると新聞は報じている（2006年5月15日）。

　　しかし，2008（平成20）年1月（わずか1年半後），今度はその方針を変更し，20万

床程度を存続させると厚生労働省は方針を打ち出している（2008 年 1 月 5 日）。

報道を見ると，療養病床は，「医療が必要のない社会的入院が多く，医療費の無駄遣いにつながっている」と書かれているが，そのようなことは当初から予想できたはずである。そもそも慢性期の患者に入院医療は必要なのであろうか。諸外国を見ると，入院医療とは急性期患者のためにこそ必要というコンセプトのもとに成り立っており，慢性期医療の中心にあるのは在宅医療である。

国が財政再建を真剣に考えなければならない時期はすでに来ている。消費税は 2019年 10 月に 10％へとアップしたが，その財源の多くは幼保教育無償化へと回り，財政再建にはなっていない現実がある。今後は高齢者も含めた医療保険の自己負担割合のアップも当然検討しなければならない。国民一人ひとりにおいても，定期的に健康診断を受けるなどして，病気への予防策を積極的に講じていく姿勢が重要となってくる。社会保障制度（年金・医療・介護など）は多くの国民にとって安心できる内容であってほしいものではあるが，もはや自助努力なしに生きていける時代ではありえないということであろう。

介護保険法の成立 ②

1 介護保険とは何か

介護保険法〔1997（平成 9）年 12 月 17 日法律第 123 号〕は，要介護者（同法第 7 条第 3 項）などについて介護保険制度を設け，その行う保険給付などに関して必要な事項を定めることを目的とする法律である（同法第 1 条）。

介護保険を一言でいうと，「介護を必要とする高齢者とその家族をサポートするために，サービス提供するための保険システム」といえるだろう。介護保険法ができた最大の理由は，少子高齢化が急速に進むなかで，これまでどおりの「老人福祉制度」「老人保健制度」をこの先も続けていくと，将来的に国民医療費の増大により国の財政が破綻することが懸念されたためである。

従来の「老人福祉法」において，老人医療費の自己負担は原則として無料化されていた。その結果，病院の過剰受診やいわゆる「社会的入院」などが増え，老人医療費が激増してしまった。また，介護の必要の有無を行政が決めるなど，利用者が使いにくい行政主体の制度でもあったことから，一般家庭の多くが介護を家庭内で丸抱えせざるをえず，社会的にも問題視されるようになっていた。

そこで制定されたのが，「介護保険制度」（図 7 - 1，2）である（その流れを受け，健康保険法の改正や後期高齢者医療制度などが，次々と後に続いていることになる）。

介護予防サービス		地域密着型介護予防サービス	その他
• 介護予防訪問入浴介護 • 介護予防訪問看護 • 介護予防訪問リハビリテーション • 介護予防居宅療養管理指導	• 介護予防通所リハビリテーション（デイケア） • 介護予防短期入所生活介護（ショートステイ） • 介護予防短期入所療養介護 • 介護予防特定施設入居者生活介護 • 特定介護予防福祉用具販売 • 介護予防福祉用具貸与	• 介護予防認知症対応型通所介護 • 介護予防小規模多機能型居宅介護 • 介護予防認知症対応型共同生活介護	• 住宅改修費の支給

居宅サービス	施設サービス	地域密着型サービス	その他
• 訪問介護（ホームヘルプ） • 訪問入浴介護 • 訪問看護 • 訪問リハビリテーション • 居宅療養管理指導 • 通所介護（デイサービス） • 通所リハビリテーション（デイケア） • 短期入所生活介護（ショートステイ） • 短期入所療養介護 • 特定施設入居者生活介護 • 特定福祉用具販売 • 福祉用具貸与	• 介護老人福祉施設（特別養護老人ホーム） • 介護老人保健施設（老人保健施設） • 介護医療院 • 介護療養型医療施設	• 定期巡回・随時対応型訪問介護看護 • 夜間対応型訪問介護 • 地域密着型通所介護 • 認知症対応型通所介護 • 小規模多機能型居宅介護 • 認知症対応型共同生活介護 • 地域密着型特定施設入居者生活介護 • 地域密着型介護老人福祉施設入所者生活介護 • 看護小規模多機能型居宅介護	• 住宅改修費の支給

上記のほかに市町村が実施する地域支援事業（介護予防・日常生活支援総合事業等）があり，従来の介護予防訪問介護，介護予防通所介護は，その事業に移行されることとなった。

図7-1　介護保険制度によるサービスの概要（2022年4月現在）

　あえていえば，「国民が自己責任のもとで自立した日常生活がおくれるように，国が支援（サポート）する」という考えで，この介護保険制度の全体が設計されている。

　介護保険は通常の医療保険と違い，いざ介護が必要なときに現金（お金）が支払われる制度ではない。介護保険料を支払った人ならば原則として65歳以上から（40～64歳でも使えるが，利用の制限がある），被保険者として「介護の必要に応じて，介護にかかわるサービスを本来の料金の1割の負担で利用できる」という制度である。

　介護保険法は，「5年ごとに内容を見直す」ことが定められており，第1回目の見直しの結果，2006（平成18）年4月から「改正介護保険法」が施行されており（その後もおおむね3年ごとに制度改正が行われている），現在は改正法に基づいたサービス提供がなされている。このときの改正の一番の目玉となったのが，「介護予防」の導入であった。介護保険制度ができた後，介護保険の利用者が想定の2倍を超えるスピードで増えたことから，高齢者の要介護度ができるだけ重くならないようにするためにも，この制

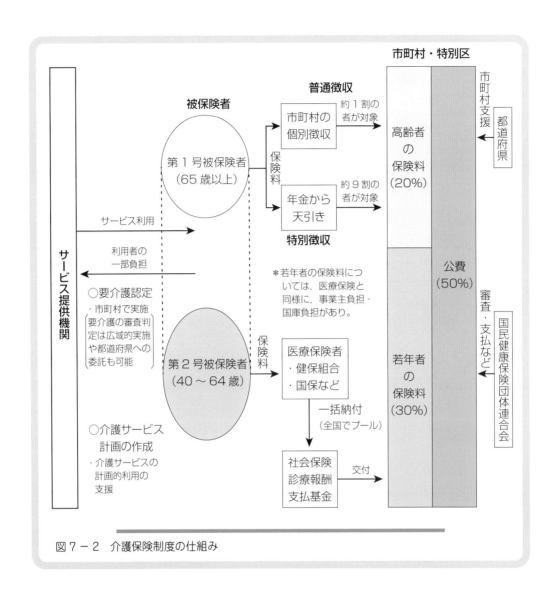

図7-2　介護保険制度の仕組み

度を「予防重視型」のシステムにしていこうということで，「介護予防サービス」が制度に正式に組み込まれた。

2 介護保険料

　介護保険は，「強制加入」の保険である。「日本国内に住む40歳以上の者」は，原則として全員が「介護保険料」を払わなくてはならない（「生活保護受給者」は例外）。

　65歳以上は「第1号被保険者」に分類される。第1号被保険者の保険料は，市町村が定めた基準額をもとに，所得金額に応じて算出された金額を支払うこととなる。65歳以上の年金生活者の介護保険料は，年金から天引きされるのが原則で，これを「特別

徴収」という。年金受給額が一定以下（年18万円未満）の場合は，口座振替や納付書により自分で納めることとなる（こちらは「普通徴収」という）。

「40〜64歳で医療保険に加入している者」は，「第2号被保険者」に分類されている。上に書いたとおり，生活保護受給者は介護保険料支払の例外となっているが，生活保護において医療費は保険を使わず，生活保護の「医療扶助」を使っているためである。第2号被保険者の介護保険料は，医療保険〔健康保険や国民健康保険（国保）〕の保険料と一緒に納めることになる（公務員や民間労働者は給料からの源泉徴収，自営業者などは国保保険料との同時納付となる）。納めるべき金額は，個人の所得金額や保険料率・保険料の算出基準によっても異なるが，健康保険の場合は事業主（会社），国保の場合は国がそれぞれ保険料の半分を負担している。

介護保険の財政は，国・都道府県・市町村負担が50％（公費負担分，税金。内訳は，原則として国25％，都道府県12.5％，市町村12.5％）で，残りのうち40％をこの介護保険料が担っている。そして利用者個人（介護保険の被保険者）が，サービスの利用時に10％を支払う〔1割負担。個人としての負担は1割でも，サービス提供料金としては10割分が本来の値段（対価）であることはつい忘れがちなので，意識しておきたいところである。月に5千円を払っている介護保険サービスの本来の提供価格は，5万円ということとなる〕。

介護保険は社会保険の一つで国の制度でもあるが，運営は国でなく「市町村（特別区を含む）」が行う。市町村は介護保険というシステムがうまく回るよう，「介護保険事業計画」という地域の実情や財政状況に応じたプランを3年ごとにつくり，それに基づいて条例を定め，制度の運営を行っている。そして介護にかかわるサービス提供をするのは，都道府県・市町村が指定した事業所のみとなる。指定のない事業所から介護にかかわるサービスを受けたとしても，介護保険は適用されない。

介護保険料は「3年に一度」改定されることになっており，個々人が支払う「介護保険料」は，住んでいる市町村によっても異なってくる。市町村によっては，月額保険料（基準額ベース）で3倍を超える地域格差があるともいわれている。保険料の全国平均（月額・加重平均）は6,014円である（2021〜2023年度）。介護保険制度が始まった当初の倍額以上になっている。介護サービス施設が多く設置されていたり，介護保険サービスを受ける要介護者の数が多い場合，必然的にその市町村の介護保険料は高くなってくる（そのため市町村としては，要介護者を減らすべく「介護予防」の普及に力を入れているが，現状では成功しているとは言いがたい）。もちろん自然の流れにまかせたままだと，所得水準が低く高齢者の多い市町村などでは市民の支払う介護保険料が過度に上昇してしまうおそれもあるため，調整弁として「調整交付金」や，市町村に不足分を国が貸しつけるための「財政安定化基金」などが用意されている。

3 介護保険による介護サービスの受給者

　第1号被保険者（65歳以上）ならば介護保険料を払っているかぎり，どのような原因によるものであっても介護が必要となった場合には，要介護認定を申請して介護サービスを利用することができる。

　しかし，第2号被保険者（40～64歳）の場合，介護保険制度に基づくサービス提供の対象となるのは，「医療保険加入者」だけである（よって生活保護受給者は，医療保険に加入していないため対象外となるが，代わりに生活保護の「介護扶助」という制度に基づいた介護にかかわるサービスを受けることができる。介護保険と別制度とはいっても，提供される介護サービスの対象・種類は，ほとんど同じものである。また，利用者の1割負担分も，介護扶助から賄われる）。加えて第2号被保険者は介護が必要になったとしても，介護保険法で定められる16種類の「特定疾病」を原因とした介護でなければ，介護サービスを使うことはできない（表7−6）。

　たとえば，60歳で交通事故によって重傷を負い介護が必要となった場合も，介護保険に基づくサービスは受けられない（その代わり，身体障害者手帳の呈示に基づく福祉サービスなどを受ける道はある。また，65歳以上になった段階で，第1号被保険者として介護保険申請をすることができる）。

　介護保険料を払えなかった，もしくは滞納した場合は，制度上はサービス（給付）が受けられなくなるかたちにはなっていないものの，いったん自分が費用の全額（10割）を負担した後で，手続きをして9割を返してもらう「償還払い」となったり，また滞納が続いた場合はその償還金額も滞納分に充当されたりするために，実質的には介護保険を使っている意味がなくなってしまう。

表7−6　介護保険法で定められた16種類の特定疾病

・初老期における認知症	・脳血管疾患	・関節リウマチ	・末期癌
・パーキンソン病関連疾患	・早老症	・骨折を伴う骨粗鬆症	・筋萎縮性側索硬化症
・後縦靱帯骨化症	・多系統萎縮症	・閉塞性動脈硬化症	・脊髄小脳変性症
・脊柱管狭窄症	・両側の膝関節または股関節に著しい変形を伴う変形性関節症		
・慢性閉塞性肺疾患	・糖尿病性神経障害，糖尿病性腎症および糖尿病性網膜症		

4 介護・介護予防サービスの種類とその概要

　介護保険制度においては，利用者がどの事業者にするか，またどのような介護サービスを使うかを選んだうえで契約することができる。もっとも現実には，内容がよくわからずに担当ケアマネジャーに頼る部分が大きかったり，地域の介護サービス提供事業所や介護サービス施設の数が限られていたり，利用限度額（自己負担額が1割で済む限界

表7−7　介護保険法によるサービスの種類の概要

介護サービス（介護給付） （要介護1〜5が対象）	介護予防サービス（介護予防給付） （要支援1・2が対象）
・居宅（在宅）サービス ・施設サービス ・地域密着型サービス ・居宅介護支援（ケアマネジメント） ・住宅改修	・介護予防サービス ・地域密着型介護予防サービス ・介護予防支援（介護予防ケアマネジメント） ・介護予防住宅改修

の金額。要介護度別に決められている）の制約上，使える介護サービス自体に限界がある。

　とはいえ，介護保険制度ができる2000（平成12）年以前には，行政（市町村）が介護の必要性の有無や，サービス提供の種類や範囲を決定していた（「措置制度」とよばれる）ことに比べると，利用者ニーズをより柔軟に踏まえられるようになったのは大きな進歩であったといえる。いずれにせよ，介護保険制度の理念としては「利用者自身の責任において，事業者と対等の立場で，必要なサービスを選んで契約する」ことになっている。

　介護保険が用意する給付（サービス）として，要介護1〜5に認定された人が対象となる「介護サービス」と，要支援1・2に認定された人が対象となる「介護予防サービス」がある（表7−7）。

　なお，「介護予防」に関しては，要介護認定を受けていない人や「非該当（自立）」と判定された人も利用できるよう，2006（平成18）年の改正介護保険法において「地域支援事業（介護予防事業）」が新設された。これは市町村が，「地域包括支援センター」などに委託しながら，実施している。

5 「要介護認定」と「ケアプラン策定」

　種類が細かく分かれるサービスのなかから，"自分の場合はどれが適していて，金額的にいくつのサービスをどこまで介護保険で利用できるのか"といったことは，慣れない利用者にとっては判断がつきにくい。そこでまず「要介護認定」を受けて，どのようなレベルの介護が必要かということについて，介護サービス提供者側と利用者側とが相互に確認する必要がある。

　介護保険の利用はここがスタートとなり，要介護認定なしには介護保険を利用することはできない。そして，要介護認定で介護サービスの給付額が決まってくる以上，その判定基準は全国一律となっている。要介護認定の申請は，介護保険の被保険者または家族が通常は行うが，民生委員や地域包括支援センターなど定められた代行者が行うこともできる。申請は市町村役場の担当窓口に行うが，最寄りの地域包括支援センター（在宅介護支援センター）に対して行うこともできる。

要介護認定が出た後に，要介護度に定められた細かなルール・費用面などの制約の範囲内で「どのようなサービスをいつ，何回くらい利用するか」といった計画を立てなくてはならない。これを「ケアプラン〔介護（予防）サービス計画〕」とよぶ。

　ケアプランなしでサービスを受けた場合には，利用者の1割負担が適用されず，いったん全額を支払っておいて，申請を行い後から9割を戻してもらう「償還払い」になってしまうため（要支援の場合には全額自己負担になる），必ずケアプランの作成が必要となる。

　ケアプランの作成は，サービスも細かくなかなか難しいため専門家の力を借りることになる。この専門家が「ケアマネジャー（介護支援専門員）」で，利用者としての実情や希望をケアマネジャーに相談しながら，一緒に作成していくことになる。

　要介護認定の結果通知の送付時に同封されている「居宅介護支援事業者リスト」をみて事業者を選ぶことで，事業所所属のケアマネジャーが後日訪問してくれる。

　ケアプランの作成や，介護保険の提供サービスやサービス施設の紹介・調整，サービス費用の計算や請求などを利用者に代わって行い，都道府県の認可を受けた法人の事業者を「指定居宅介護支援事業者」という。

　これらの事業者の活動拠点は「居宅介護支援事業所」とよばれ，ケアマネジャーの常勤などが義務づけられている。いわば「利用者」「介護サービス提供事業者」そして「行政」の3つの調整窓口となる場所である。この事業者（ケアマネジャー）選びは，その後の介護保険の利用の成否を決めるといってよいくらいに重要である。

　ケアプランの作成は，ケアマネジャーの報酬も含め全額介護保険から費用が賄われるので，自己負担は発生しない。ケアプランはその後の日々の介護を決める図面となるので，実際の支払負担予定額など細かい部分を含め，納得のいくプランを練ることが大切である。

　要介護認定の更新にかかわる有効期間は通常12カ月であるが，その更新時にケアプランも見直して変更を加えるようになっている。

　ケアプランの更新は，「要介護認定の更新期限の60日前から」受付ているので，更新が近づいたときには介護の進み具合などを踏まえてケアマネジャーと相談しながら，更新を行っていく。ただし，緊急の場合などは，その段階でケアプランの手直しを行うことも可能となっている。

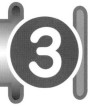

後期高齢者医療制度

1 制度の概要

「国民皆保険制度を将来にわたって堅持していくこと」「安心・安全で質の高い医療が受けられる体制を確保すること」を目的に，2008（平成20）年4月から「高齢者の医療の確保に関する法律」（「高齢者医療確保法」）が施行された。これに伴い，従来の老人保健法を準拠法とする制度は2008年3月31日で廃止された。

この法律により，医療費適正化計画制度の導入，糖尿病等の生活習慣病に着目した健診・保健指導の実施の医療保険者への義務づけ，新たな高齢者医療制度の創設などが行われた。対象となる75歳以上の高齢者（一定の障害がある者は65歳以上）はすべて，この後期高齢者医療制度で医療を受けることになる。

2 制度創設の背景

75歳以上の老人医療費は約17.2兆円（2019年度）で，国民医療費の約3分の1を超えており，超高齢社会のさらなる進展により，今後も増大する見通しである。従来，後期高齢者の医療費については1983（昭和58）年に発足した老人保健制度で賄われてきたが，財政運営の責任の不明確さ，現役世代と高齢者の費用負担の不明確さが問題点として指摘されてきた。

また，生理的機能や日常生活動作能力の低下により病状が悪化する傾向が強いとともに，生活習慣病を原因とする疾患を中心に入院医療が増加するといった特性がある75歳以上の高齢者（後期高齢者）の心身の特性などにふさわしい医療を提供することも求められていた。

国民皆保険を堅持しつつ，増大する高齢者の医療費を安定的に賄うために持続可能な制度を構築することが求められ，75歳以上の者を対象に独立した医療制度を創設することとなった。

3 制度の仕組みとポイント

（1）制度の仕組み

後期高齢者医療制度の仕組みは，図7-3のようである。

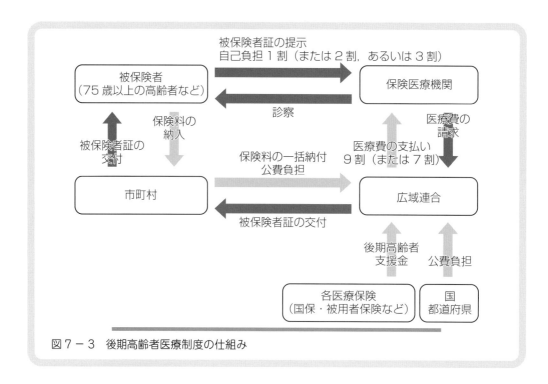

図7−3　後期高齢者医療制度の仕組み

（2）制度のポイント

制度のポイントは次のとおりである。

①75歳以上（一定の障害のある者は65歳以上）の者，すべてが対象の独立した制度である。それまで健康保険などの被扶養者だった者も対象となる。

②医療機関の窓口負担は，原則1割（一定以上の所得者は2割，現役並み所得者は3割）となる。

③被保険者証は，1人に1枚ずつ交付される（対象者は全員が被保険者となる）。

④被保険者全員が保険料を納入することになる。

⑤窓口業務および保険料の徴収などは住所地の市町村（特別区を含む）が実施する。

⑥保険料の決定や給付の決定，資格管理，財政運営などは都道府県設置の「後期高齢者医療広域連合」（以下，広域連合）が行う。

4　後期高齢者医療制度について考える

（1）高騰する高齢者医療のコストを誰が負担するのか

前述のように後期高齢者医療制度創設の背景の一つに，増大する高齢者の医療費を安定的に賄うために持続可能な制度を構築するという課題がある。言い換えれば，「高齢者医療のコストを誰が払うのか？」という課題である。国民医療費の総額は，44兆円を超えた。そのうち65歳以上の高齢者の医療費は約27兆円であり60％を超える（2019

年度現在）。高齢者が窓口で負担する医療費は原則1割であり，残りの9割の支払いには，現役世代の保険料や税金に加え，国債発行で賄った借金も充てられている。

　今から30年以上も前から，「21世紀の日本は人口が減少し，平均寿命が伸び，寝たきりの要介護高齢者が増加し，医療費は30兆円にも達する」という結果が予測されていた。その当時の国民医療費総額は13兆円前後であった。それ以降，医療費は抑制策がとられながらも増え続け，21世紀に入り，懸念された30兆円を突破し，現在も右肩上がりで上昇を続けている。

　こうした状況下で導入された後期高齢者医療制度は，増え続ける老人医療費の保険料を75歳以上の高齢者に等しく負担させるものである。負担率は一部負担金を除いた，後期高齢者の医療費の1割を人数で割っている。残りの9割は現役世代からの拠出金と公費で賄われている。

　窓口負担1割は変わらないが，これまでは親族に扶養され，保険料負担がゼロだった高齢者も，低所得であろうとも保険料を負担することとなった。

　なぜ，国・厚生労働省はこの制度改革に踏み切ったのであろうか。そのことを知るためには，日本の医療費が増加の一途をたどってきた理由と歴史を探り，さらに日本の医療を国際比較のなかで見てみることが必要である。

（2）医療にかかわる国際比較

　2017（平成29）年のOECD（経済協力開発機構）の統計では，日本人の外来受診回数は，年間12.6回である。一方，EU（欧州連合）諸国の受診回数はドイツが9.2回，フランスが6.1回，イギリスは5.0回である。通院頻度で日本は，OECD加盟国35カ国中トップなのである。平均在院日数も，日本は31.2日で諸外国に比べ，群を抜いて長い。フランスが9.1日，ドイツが9.2日と，日本の3分の1以下である。イギリスは7.2日で，アメリカは6.1日である。日本の統計には療養病床も含まれており，単純な比較はできないが，それでも，日本人は頻繁に通院し，入院日数も飛び抜けて長いといえる。こうした点に加え，日本の病院には，国際比較で際立った特異な点がある。それは人口千人当たりの病床数の比較である。日本の13.1床に比べて，ドイツ8.0床，フランス6.0床，アメリカ2.8床，イギリスは2.5床にとどまる（表7-8）。

　前述のように日本の病院が，長年，高齢者の福祉施設のように利用されてきた事情もあり，統計だけで一概に比較できないことも確かである。だが，医療と福祉が一体となり，医療費を押し上げてきたのはまぎれもない事実である。

　医療機器の整備でも日本が群を抜いている。アメリカやEU諸国の病院に比べて，CTスキャンやMRIなどの高額精密機器の人口当たりの設置台数は飛び抜けて多い。OECDの統計では，日本は世界最多のCTスキャンとMRIを保有する。人口100万人当たりのCTスキャン数は92.6台で，アメリカの約3倍，イギリスの約13倍である。

　他国と比べて2倍も3倍も通院し，入院し，高価なMRIなどで検査や画像診断を繰

表7－8　医療にかかわる国際比較（2017年）

	アメリカ	イギリス	ドイツ	フランス	日　本
総病床数 （人口千人当たり）	2.8	2.5	8.0	6.0	13.1
急性期医療病床数 （人口千人当たり）	2.4	2.1	6.0	3.1	7.8
臨床医師数 （人口千人当たり）	2.6	2.8	4.3	3.2＊＊	2.4
臨床看護職員数 （人口千人当たり）	11.3＊＊	7.9	13.3	9.9＊＊	11.0
平均在院日数	6.1	7.2	9.2	9.1	31.2
平均在院日数（急性期）	5.4	5.9	7.8	5.1	17.5
外来診察回数 （人口1人当たり）	4.0	5.0＊	9.9	6.1	12.6
OECD加盟国内での 医療費/GDPの比率	1	13	3	4	6

（OECD：Health Statistics 2019より引用）
＊：2009年データ
＊＊：研究機関などに勤務する職員を含む。
（注）アメリカ以外の「平均在院日数」および「平均在院日数（急性期）」は2012年データ。アメリカは2011年データ。

り返す"贅沢な医療"を享受すれば医療費がかさむのは当然である。

　一方，日本は膨大な医療費を使っているのにもかかわらず，OECD加盟国内の評価順位で，医療費の対GDP比率は35カ国中6位である。

　イギリスではかぜなどの一般症状では病院の受診はできない。患者ごとに健康を把握している「登録医」がいて，まずそこで診療を受ける。登録医は医師として患者の事情に精通している。体調を崩せば，症状だけではなく，患者の生活まで全体像をとらえて診断ができるのである。そして，入院や手術，高度な検査などが必要と判断したならば，初めて登録医が，CTスキャンなどが設置されている病院を紹介することとなる。

　登録医と診療所，病院の連携が医療費の抑制に効果のあることは，日本の一部の県でも証明された。2005（平成17）年の厚生労働省の調査で，長野県が，県民の平均寿命で全国トップクラスにあるのと同時に，県民1人当たりの老人医療費は全国最低だったと明らかにした。地域や個人にもよるが，一般論として挙げられる主な理由が，かかりつけ医，診療所，大学病院の各々の特色を生かした連携が取られていることだという。たとえばかぜを引いたら，まず自分で治す努力をし，必要ならば近所の開業医で診てもらう。それでも治らないときに初めて病院に行く。医療費を抑えると同時に，長寿にも一役買っているこの種の習慣を全国で取り入れて欲しいとしているのが同制度である。

　必要な医療は誰もが平等に受けられるようにしなければならないが，国際比較でみても，日本全体で工夫の余地が大いにある。

（3）高コストの終末期医療

　　老人医療費の増加原因の一つとされるのが，終末期の集中的な治療である。1人平均で112万円が死亡直前の1カ月間に費やされている（2007年：財務省資料）。

　　1950年代には約80％の方々が自宅で亡くなっていた。しかし，現在は数値が逆転し，80％超の方が病院で最期を迎える。その理由はさまざまではあるが，死亡から逆算して24時間以内に患者の診療をしていない医師は，死亡診断書の記載ができないと医師法に規定されている。つまり，不審死とされかねない法律があり，それも病院死を増加させている一因である。病院では臨終間際の患者に対して過剰とも思える治療が可能で，実際にさまざまな延命治療が施されている。点滴の管を何本も取りつけられた状態の患者を見ることは，病院では日常茶飯事である。

　　こうしたなかで，日本人の多くが「自分はどのように自分の一生を終えたいのか？　1分でも長く生きたいのか？　ある程度の治療の後は，自然の生命力に任せたいのか？」など，重要なことを決めていない。だから，最終局面でさまざまなことが起きてくる。延命治療をすれば3日はもつ，手を打たなければ直ぐに亡くなるという状況で，どちらを選ぶのか，それが医師の判断にゆだねられてしまう。

　　そこで病院側は家族に立て続けに問わざるをえない。

　　　「点滴量を増やしますか？」「酸素吸入をしますか？」

　　　「血圧が下がりました。昇圧剤を打ちますか？」「人工呼吸器をつけますか？」

　　　「心臓が止まりました。電気ショックをやりますか？」

　　そういった医療行為は，カウンターショック（電気ショック）が3万5,000円，24時間の心拍モニターが1日1,500円，人工呼吸器装着のために必要な気管内挿管は5,000円，人工呼吸器は1日8,190円，強心剤の点滴は1本約7,000円，心臓マッサージは30分で2,500円…。いつの時代も過剰医療が問題になるが，これらの延命医療をすべて行えば，費用は驚くほどに増えていく。患者はそうした費用の一部のみを支払うだけである。医療費の請求書や領収証を凝視しなければ総額さえも知ることなく終わる。結局は助からない終末期医療に，もし医療保険が使えず，これらの費用を実費で支払わなければならないとしたら，それを選択する人は果たしているであろうか。

　　そして，人生の最終段階で，数日間の命を永らえるために，苦しい治療を受けることの是非でさえ，冷静に考えずじまいになりがちである。結果として，私たちは間違いなく次世代にそのツケを回すこととなる。

（4）後期高齢者医療制度が提起する問題の本質

　　日本国民全員に必要で十分な医療を提供するのは，国家として当然の責任であるが，伸び行く老人医療費をはじめとする国民医療費は，結局は誰かが負担しなければならない。日本を支えてきた高齢者だからこそ，大切にしなければならないであろう。しかし，「高額な医療費を，人口減に直面する日本で若い世代の支払いに本当に頼ってよい

のか？」という問題は厳然としてある。日本は「総人口は減少しているにもかかわらず，高齢者人口は驚くほど（毎年50万人以上）増加している」のである。しかも，2020（令和2）年過ぎには，第1次ベビーブーム世代（1947〜49年に生まれた人々，いわゆる団塊の世代）が一気に後期高齢者の仲間入りをした。

　日本人の生き方として，いったいどのような生き方を選ぶことがよいのか。若い人は高齢者を大事にし，高齢者は若い人の好意をありがたく受け止めながらも，自力で自分を支えようと最大限の努力をする。周囲に感謝しつつも自己責任を貫く。それが一所懸命に生きてきた日本人の品格であり，誇りではないだろうか。政府はそのような国民の心意気に感謝しつつ，他方，自力で支えきれない人々に援助の道を用意すべきであろう。

　後期高齢者医療制度も根本的な解決策となってはいない。しかし，少なくとも同制度が提起する問題の本質を，私たちは今，冷静に考えなければならない。

現代医療の課題 ④

1 現代医療の問題点

　現代医療の現状の問題点として，以下のようなことが挙げられる。
①超高齢社会の到来による医療費の財源不足。
②生活習慣病の蔓延時代に対応するために求められる医療。
③原因不明，治療法未確定の難病もいまだに多い。
④ドラッグ・ラグ（海外で使用されている医薬品は国内承認までのタイムラグが長い）。

（1）国民医療費負担の増大

　日本は確かに平均寿命が現在も上昇を続けている。一方で糖尿病や高血圧などの慢性疾患は，見かけの検査値を正常化する薬はあるが，疾患そのものを治す薬はない（原因によって一部外科治療で治るものもあるが）。慢性疾患の進行によって起こる合併症（心筋梗塞など）はかなり救命率が高くなっているが，結果として慢性疾患をかかえた患者がどんどん増えてゆくことになる。65歳以上人口割合は今後も上昇を続け，2060年には，4割近くに及ぶと推計されている。生涯にかかる医療費は一人当たり2,200万円前後であると推計されているが，その半分以上が70歳を超えてから使われている。今後の医療費の社会負担がどれほどのものになるのか，非常に大きな課題となろう。

（2）生活習慣病への対応

　日本の死因上位は，悪性新生物（がん），心疾患，老衰，脳血管疾患，肺炎の順となっ

ている（2020（令和2）年人口動態調査：厚生労働省）。老衰以外の上位3疾患で50%を超える死因を占めている。これらの疾患はいずれも，食習慣，運動習慣，休養，喫煙，飲酒などの生活習慣との関連が深く，生活習慣病という概念でくくられている。国民の健康の保持・増進ならびに国民医療費抑制の見地から，その治療ならびに予防は大きな課題である。厚生労働省の令和2（2020）年患者調査によれば，脂質異常症の総患者数は約400万人，糖尿病は約580万人である（平成29（2017）年調査までと推計式が異なるため従来の総患者数とは比較できない）（表7－9）。

国・厚生労働省は，2000（平成12）年度から「21世紀における国民健康づくり運動（健康日本21）」を推進すべく公表した。栄養・食生活，身体活動・運動，休養・心の健康づくり，たばこ，アルコール，歯の健康などの9分野80項目について，2010（平成22）年度の到達数値目標を掲げたが，2007（平成19）年に行われた中間報告では当初期待された効果があがっていなかったため，計画を2年間延長し2012（平成24）年度までとした。

2010年からは最終評価を実施し，2011年10月に結果を公表した。全80項目のうち「目標値に達した」「目標値に達していないが改善傾向にある」を合わせると全体の約6割で，一定の改善がみられたとしている。この評価結果を踏まえ，2012年7月には，社会保障制度が持続可能なものとなるよう国民の健康の増進の総合的な推進を図るため，「21世紀における第二次国民健康づくり運動〔健康日本21（第二次）〕」が公表された。

また，健康増進法第2条には「国民は，健康な生活習慣の重要性に対する関心と理解を深め，生涯にわたって，自らの健康状態を自覚するとともに，健康の増進に努めなければならない」と規定されており，もはや"健康"は国民の責務ということとなる。

（3）難 病 対 策

難病については2015（平成27）年度から開始された新たな「指定難病」の制度により，2021（令和3）年11月現在338疾病が国により指定されている。これは，「難病の患者に対する医療等に関する法律」に基づき，患者数が非常に少ないこともあり，有効

表7－9　主な疾患の総患者数

主な疾病	総数（人）	男性（人）	女性（人）
高血圧性疾患	1,511万1,000	688万2,000	823万0,000
脂質異常症	401万0,000	124万9,000	276万2,000
糖尿病	579万1,000	338万5,000	24万6,000
心疾患（高血圧性のものを除く）	305万5,000	176万3,000	129万2,000
悪性新生物（がん）	365万6,000	180万6,000	185万1,000
脳血管疾患	174万2,000	94万1,000	80万1,000
慢性腎臓病	62万9,000	40万3,000	22万6,000

出典）厚生労働省：令和2年患者調査の概況（2022）

な治療法がなく，長期化・重症化しやすく，その治療費も高額になるという疾病について，医療費助成が行われている。

2 求められる医療（治療から予防へ）

　医療機関や医師は本来，病気を治すため，患者の命を救うために存在するものである。しかし，慢性疾患はかなり治りづらく，そこでは病状をコントロールしていくしかないのが現状である。慢性疾患の一つとして，糖尿病の治療を考察してみよう。

　血糖値を下げるため，糖尿病患者がインスリンを打つのは，当然のことと現代の医療では考えられている。しかし，インスリンを打つと血糖値が下がるというのは，血液内の糖分がエネルギーとして使われるのではなく，内臓脂肪として溜まるからである。

　そしてこの内臓脂肪は，太って体型が崩れるだけでなく，健康を害するさまざまな「毒」を出すことがわかっている。なかでもレジスチンとか TNF-α などの物質は，インスリンの効きを悪くしてしまうものである。すると次のような悪循環を招くことになる。

　血糖値が高いのはインスリン不足→インスリンを投与しよう→結果，糖が内臓脂肪に変わる→内臓脂肪がインスリンの働きを阻害する物質を出す…。

　インスリンを注射すれば，確かに血糖値は下がり，患者も喜ぶ。しかし，前述のように患者が健康になったわけではない。むしろ，よりインスリンの効きにくい身体にしてしまっているともいえる。血糖値が上がるのは，インスリンの量が不足しているだけではなく，働きが悪くなるからである。ところが，それを改善するために生活指導や運動の指導などをしても，医療機関の収入はあまり増加しない。第一選択としてその指導をするのが本来の名医であるはずだ。つまり患者は，薬漬けとなってしまう。

　糖尿病のほかにも，さまざまな病気でこのようなことは見られる。本当に病気を治す治療を行うよりも，安易に薬や検査・入院に頼ることになっていないだろうか。

　確かに，いろいろな治療や検査をさせられた挙句，少しも病気や痛みがよくならないようなことがある。これからますます高齢化する社会において，医療費の増加は深刻な問題であるにもかかわらずである。

　これからは「治療」より「予防」の時代なのではないか。病気になってから治療に力を入れるより，病気にさせないように予防に力を注ぐべきであり，医師は「治療医であるより健康医」であるべきではないだろうか。

索　　引

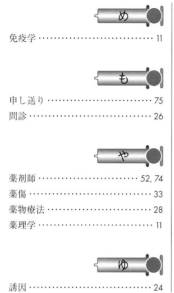

〔責任編集〕

井 上　　肇　　聖マリアンナ医科大学　形成外科
（いの）（うえ）（はじめ）

〔執筆者および分担〕（執筆順）

佐 藤 麻 菜　　埼玉女子短期大学（医療編）
（さ）（とう）（ま）（な）

西 方 元 邦　　セントラル病院（医療制度編）
（にし）（かた）（もと）（くに）

新 医療秘書医学シリーズ　1

改訂 医 療 概 論

───────────────────────────────

2012 年（平成 24 年）11月 5 日　初版発行〜第 10 刷
2022 年（令和 4 年）10月 1 日　改訂版発行

編　　者　医療秘書教育全国協議会
責任編集　井　上　　　肇
発 行 者　筑　紫　和　男
発 行 所　株式会社 建 帛 社
　　　　　　　　　 KENPAKUSHA

〒 112-0011　東京都文京区千石 4 丁目 2 番 15 号
　　　　　　 TEL （03）3944-2611
　　　　　　 FAX （03）3946-4377
　　　　　　 https://www.kenpakusha.co.jp/

ISBN 978-4-7679-3743-4　C3047　　　　　　　教文堂／田部井手帳
©井上ほか・医療秘書教育全国協議会，2012，2022.　　　Printed in Japan
（定価はカバーに表示してあります。）